갱년기 리셋
봄을 되찾다!

세상에서 가장 소중한 세 사람, 남편 세쿼이아와
나의 아이들 보디, 팩스턴에게 바칩니다.
갱년기 증상으로 괴로워할 때 가장 가까이에서
나를 응원하고 애정을 쏟아 주어서 고맙습니다.
가족과 함께하는 삶이 너무나 행복합니다.

이 책의 목적은 정보를 제공하는 것일 뿐, 전문가의
의학적인 조언을 대신하기 위한 것은 아닙니다.
저자와 출판사는 이 책에 포함된 정보를 사용함으로써
직접 또는 간접적으로 발생한 어떤 일에도 책임을 지지 않습니다.
특정 의료 상황에 대해서는 의료 전문가와 상담해야 합니다.
또한 이 책에 언급된 어떤 제품도 저자나 출판사의
제품 보증을 의미하지 않습니다.

갱년기 리셋

봄을 되찾다

북드림

갱년기 고통을 온몸으로 겪어낸 건강 전문가만이 쓸 수 있는 책!

저자는 온몸 구석구석을 괴롭힌 갱년기의 고통을 과학, 지혜, 통찰로 승화시켜 문제의 원인을 정확히 짚었고, 나는 이에 크게 공감했다. 이 책은 단지 에스트로겐 부족이나, 프로게스테론과의 불균형이라는 협소한 시각에 머무르지 않는다. 호르몬으로 움직이는 우리 몸의 작동 원리부터 세포 기능까지를 면밀히 살펴 갱년기 증상의 본질적 원인을 설명한다. 그리고 원인 해결을 위해 저자, 펠츠 박사가 제시하는 충분한 영양과 수면, 긍정적인 마인드 등이 포함된 통합적인 라이프스타일은 가장 안전하고 확실한 솔루션이라는 확신이 들었다. 갱년기를 온몸으로 겪은 또 다른 영양 전문가로서 열감. 불면, 불안, 공황, 체중 증가, 기억력 감퇴, 감정 기복 해결과 행복한 갱년기를 원하는 모든 여성에게 권한다.

- 정명일(영약학 박사, ㈜건세바이오텍 대표)

망망대해에 떠 있는 작은 배를 따뜻한 불빛으로 안내하는 등대와 같은 책!

여성 환자들이 갱년기에 대해 문의할 때 '여성 갱년기의 바이블'이라고 할 만한 책이 따로 떠오르진 않았다. 그때마다 언어의 장벽이 있더라도 민디 펠츠 박사의 유튜브 채널을 소개하곤 했다. 펠츠 박사의 콘텐츠는 단순히 이론 설명으로만 그치지 않는다. 마치 엄마가 딸에게 애정 어린 조언하는 것처럼 따듯하게 갱년기의 어려움과 극복 방법을 알려준다. 자, 이제 갱년기를 앞둔 여성이라면 이 책으로 '우리 민디 엄마'를 만나보자. 이 책의 부제처럼, 갱년기를 지나거나 준비하는 모든 여성의 몸과 마음에 다시금 봄이 찾아오기를 희망한다.

- 김완서(가정의학과 전문의, 온봄의원 원장)

그동안의 궁금증이 한 방에 풀리는 보석 같은 책을 만나다!

퍼즐 조각이 하나하나 맞춰지는 시간이었다. 저탄수화물 고지방 식단의 효과는 몸으로 경험한 바 있고 이후 이 식단의 효과를 알리고 상담하는 역할을 해왔다. 하지만 여성의 경우 저탄고지 식단의 효과가 남성보다 더디게 나타나기도 했고, 특히 갱년기 여성은 일반적인 방법으로는 해결이 안 되는 많은 문제들이 있어 '무엇이 잘못되었지? 무엇이 빠졌지?' 하며 고민할 때가 많았다. 이 책은 여성의 몸이 얼마나 섬세한지와 여성의 건강 문제에서는 여성만의 다른 접근법이 반드시 필요하다는 것을 알려주고 그 문제를 해결할 수 있는 다양한 솔루션을 제시한다. 누구도 피할 수 없는 갱년기를 슬기롭고 행복하게 맞으려면 지금 이책을 펼쳐라.

- 박혜정(중의학 전공, 유니시티코리아 D.DIA)

산부인과 의사 입장에서도 참으로 고마운 책!

여성은 보통 40대에 준갱년기를 거쳐 50대에 갱년기를 맞이한다. 갱년기 치료는 의료진의 호르몬 균형 치료와 함께 환자 본인의 생활 습관 교정이 반드시 필요하다. 갱년기 관리에서 의료진과 환자의 관계는 이인삼각 경기를 하는 것과 같다. 『갱년기 리셋』은 짧은 진료 시간에 다 설명하기 어려워 아쉬웠던, 갱년기 치유와 극복의 방법을 열세 걸음에 나누어 실용적으로 알려준다. 이 책을 통해 많은 분들이 몸의 조화와 균형을 이루고 평안한 갱년기를 맞이하길 진심으로 바란다.

- 김혜경(산부인과 전문의, 웰하이여성아동병원)

여성들을 호르몬 불균형에서 구해 줄 책!

여성들에게 또 다른 인생의 출발을 알리는 갱년기. 누군가에겐 두렵고 괴로운 과정일 수 있고, 누군가에겐 행복하고 가벼운 과정일 수도 있다. 즐거운 새출발을 하고 싶은 모든 여성에게 가이드를 제공할 『갱년기 리셋』. 식사와 호르몬, 마이크로바이옴, 해독, 라이프스타일에 이르기까지 다양한 방면에서 갱년기를 다루어 독자들이 쉽게 이해하고 생활에 적용할 수 있도록 돕는다. 여러 가지 호르몬 불균형을 가진 여성들, 그들은 '호르몬제'가 부족하여 불균형이 생긴 것이 아니다. 이 땅의 많은 여성들이 이 책을 통해 진정한 호르몬 균형을 되찾기를 바란다.

- 황미진(유방갑상샘 전문의, 하나유외과의원 원장)

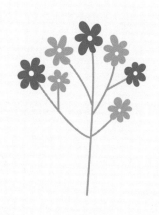

추천사 2

우리의 목표는 갱년기를 슬기롭게 보내고 갱년기 이후에도 사랑이 가득한 활동적인 삶을 사는 것이다. 민디 펠츠 박사의 책 『갱년기 리셋』은 이를 실현할 수 있는 적절한 방법, 즉 갱년기 전환을 원활하게 하기 위한 호르몬 관리 및 단식, 식이 요법을 제시한다. 여성이라면 누구나, 즉 완경 즈음, 갱년기, 완경 후의 모든 여성이 반드시 읽어야 할 책이다.

- 안나 카베카(정골의학 박사, 베스트셀러 『호르몬 픽스(The Hormone Fix)』, 『키토-그린(Keto-Green)』의 저자)

의사이자 연구자인 내가 볼 때, 『갱년기 리셋』은 갱년기의 기초 생물학 이해를 위한 강력하면서도 간결한 식견을 제공한다. 하지만 더 중요한 것은 나를 포함하여 수천 명의 갱년기 여성을 진료하면서 얻은 노하우를 아낌없이 담았다는 점이다. 민디 펠츠 박사는 갱년기 증상이 도움을 청하는 신호라는 것을 상기시킨다.

- 나샤 윈터스 박사(자연의학 의사, 『암에 대한 대사적 접근법(The Metabolic App-roach to Cancer)』의 저자)

갱년기 리셋, 봄을 되찾다!

민디 펠츠 박사는 여성 의학의 선구자다. 민디 펠츠 박사는 증상의 근본 원인을 연구하기 위해 헌신한다. 펠츠 박사는 보기 드문 에너지를 가지고 있으며, 복잡한 것을 쉽게 이해할 수 있는 조각으로 나누는 특출한 재능을 갖고 있다. 이런 조각 지식들이 바로 이 책 속에 있다. 이 책에 담긴 정보는 당신이 지금까지 접한 어떤 것과도 다를 것이며, 당신 삶을 변화시킬 것이다.

- 벤 아자디(기능 진단 영양사, 키토 캠프(Keto Kamp) 설립자)

세상 사람들에게 힘을 실어주고 도움을 주는 데 이토록 헌신하는 여성은 본 적이 없다. 이 책에는 갱년기 여성 건강 정보를 필요로 하는 모든 사람에게 전하겠다는 민디 펠츠 박사의 열정이 고스란히 담겨 있다. 그녀는 멘토이자 친구이며 건강 패러다임을 바꾸는 강한 영향력을 지닌 사람이다.

- 소냐 젠슨(자연요법 박사, 팟캐스트 '여성과 건강(The Women N Wellness)' 진행자)

『갱년기 리셋』은 모든 여성이 읽어야 할 의미 있는 책이다. 민디 펠츠 박사는 갱년기 증상에서 벗어나 나다운 나를 되찾는 데 꼭 필요한 지침을 제공한다. 갱년기는 여성이 가진 본래의 힘으로 극복할 수 있다.

- 케이틀린 체조프스키 박사(카이로프랙틱 의사, 덴탈 디톡스(Dental Detox) 설립자이자 팟캐스트 '여성과 건강(The Women N Wellness)' 진행자)

머리말

늘 피곤해 하며, 어떤 노력을 해도 살이 빠지지 않는 사람들, 그래서 "안 해본 게 없다"고 말하는 사람들에게 희망을 전하고 싶다. 당신만 그런 것이 아니다. 그리고 당신은 아직 갱년기 증상의 원인이 무엇인지 모르고 있다.

"세포를 고치면 모든 병이 낫는다"는 말이 있다. 나를 비롯한 수백만의 다른 사람들에게 도움을 주고 있는 말이다. 갖은 노력을 해도 여전히 컨디션이 나쁘고 살이 좀처럼 안 빠지고 식단을 지키는 게 어려운 이유는 결국은 호르몬 때문이다. 하지만 더 근본적인 것을 보면 문제의 원인은 사실 세포에 있다. 나는 전 세계 수천 명의 의사들에게 이 간단한 개념을 가르쳐왔고, 이 개념에 공감하는 사람들이 늘고 있다. 하지만 원인이 세포에 있다는 것이 어떤 의미이며 어떻게 대응해야 하는지 궁금해하는 사람도 아직 많은 것이 현실이다.

당신은『갱년기 리셋』에서 세포를 고치고 삶을 되찾는 간단하

갱년기 리셋, 봄을 되찾다!

지만 명확한 방법을 배우게 될 것이다. 나는 오래전부터 폼파 프로토콜Pompa Protocol이라 불리는 개념을 가르쳤다. 이것은 세포를 고치고, 궁극적으로는 호르몬 문제를 해결하는 다중 치료법이다. 단식, 섭식-기근 주기, 변형 식단, 세포 해독이 당신이 곧 배우게 될 이 세포 해법에 포함된다.

이 책을 쓴 민디 펠츠 박사는 삶을 뒤바꿀 수 있는 이 메시지를 나보다 많은 사람에게 전달하였다. 이에 진심으로 감사한다. 펠츠 박사 역시 수많은 여성들이 겪는 전형적인 갱년기 증후군으로 고통을 받았고, 이 경험을 토대로 자신의 관점에서 갱년기를 이야기하고 내가 가르쳤던 것을 한 차원 더 높은 이해로 끌어올렸다.

"고통을 목적의식으로"는 오랫동안 나의 좌우명이었다. 내가 가르치는 모든 것은 원인이 밝혀지지 않은 질병과의 싸움에서 얻은 것이었기 때문이다. 나를 고통스럽게 한 것은 전형적인 것에서 기이한 것에 이르기까지 다양하게 나타나는 증상들이었다. 시작은 대부분의 만성 질환처럼 피로, 불안, 브레인 포그*였고 이후 불면증, 모든 음식과 화학 물질에 대한 과민성 반응으로

---

* 브레인 포그(brain fog): 머리에 안개가 낀 것처럼 멍한 느낌이 지속되어 사고력, 집중력, 기억력이 저하되고 피로와 우울감을 느끼는 현상.

발전해 평범한 스트레스조차 견디기 힘든 지경에 이르렀다. 큰 소음이나 아이가 우는 소리도 참을 수 없었다. 갑상샘 기능도 떨어졌고 머리카락이 가늘어졌다. 변비로 고통스러웠고 '마른 비만'이 되었으며 활력이라고는 없었다. 부신 기능도 저하되었다. 그러나 혈액 검사 소견은 정상이었다.

나는 그 날 입을 셔츠를 고르는 것조차 감당하기 힘든 상태였고 불안감은 나를 더 힘들게 했다. 이런 증상을 만난 대부분의 사람들처럼 나도 갑상샘, 부신, 기타 호르몬과 관련된 여러 치료법을 시도했지만 효과가 없었다. 사실 그 치료법들은 진짜 문제로부터 한참 떨어진 곳에 있었기 때문이었다. 이런 문제를 인식한 펠츠 박사와 나는 근본 원인을 찾아 나갔고 다양한 전략으로 결국 세포를 고치는 데 성공했다.

내가 가르친 많은 의사와 치료사들 중에서도 펠츠 박사는 매우 특별한 부류에 속한다. 나는 그들을 '3퍼센트의 사람들'이라고 부른다. 그리고 세상을 바꾸는 것은 이 3퍼센트의 사람들이다. 그들은 거대한 역경 앞에서도 타협하지 않고 묵묵히 앞으로 나아간다. 그들은 리더의 자세로 혁신한다. 또한 그들은 더 많은 사람들에게 더 좋은 삶을 살 수 있는 방법을 전하는 일을 멈추지 않는다. 무엇보다 그들은 대의를, 자신에게 주어진 소명을 잘 알고 있다. 그들은 자신에게 맡겨진 큰 뜻을 위해 나아간다.

펠츠 박사는 이 책『경년기 리셋』에서도 이를 실천한다. 책에서 제시하는 정보를 받아들이고 실천에 옮긴다면 당신의 삶은 반드시 바뀔 것이다. 그것이 3퍼센트의 사람들이 하는 일이다. 그들은 진실에 귀를 기울이고, 자신과 타협하지 않으며, 모든 것을 쏟아붓는다.

암을 비롯한 난치병을 이겨낸 사람들을 대상으로 한 연구에서 그 비법이 무엇이냐고 묻는 질문에 연구진이 가장 많이 내놓은 답은 무엇이었을까? 병을 이겨내겠다는, 나아지기 위해서 할 수 있는 모든 일을 하겠다는 결심이었다고 한다. 결연한 의지가 그들을 암으로부터 구해낸 것이다. 당신도 3퍼센트의 사람이 되는 길을 그리고 이겨내는 길을 선택할 수 있다.

여기 진실이 있다. 지금 당장 시작하라!

대니얼 D. 폼파 박사
『세포 치유 다이어트(The Cellular Healing Diet)』와
『단식 그 너머(Beyond Fasting)』의 저자

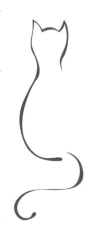
갱년기 리셋, 봄을 되찾다!

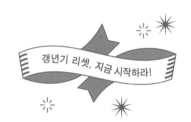

갱년기 리셋, 지금 시작하라!

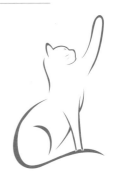

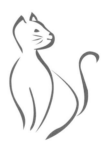

갱년기 리셋, 봄을 되찾다!

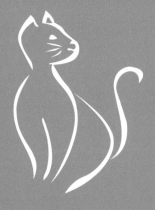

첫걸음

나는 누구의 몸 안에
살고 있을까?

갱년기라는 엄연한 현실!

현실을 직시하자. 갱년기를 맞은 여성은 미치게 힘들다. 잠은 오지 않고, 기분은 들쭉날쭉하고, 이유 없이 살은 찌고, 기억력은 점점 떨어지는 데다 얼굴에는 홍조가 오르며, 머리카락은 가늘어지고, 질 건조증에 성욕 감퇴까지……. 쉽게 볼 일이 아니다. 갱년기는 찾아 왔다가 몇 주 안에 사라지는 독감처럼 다룰 수 없는 문제다. 몸이 엄청나게 변화하는 10년에 걸친 여정이다. 증상에는 리듬도 이유도 없어 보인다. 경고도 없이 찾아왔다 간다.

당신을 행복하게 만들어주고 정신을 맑게 하며 활력을 줄 뿐만 아니라 지방을 태워주는 호르몬은 더 이상 없다. 우리는 그들을 그리워하지만 그들은 돌아오지 않는다. 호르몬 감소로 인한 갱년기는 우리가 혼자서 겪어내야 하는 격렬하고 거칠고 미친 듯한 과정이며 해결책도 충분치 않다. 하지만 나는 그런 상황을 바꿔보려 한다.

왜 여성들은 이런 갱년기에 대한 경험을 더 자주 공유하지 않는 것일까? 왜 갱년기 증상을 개선할 수 있는 더 바람직한 라이프스타일을 알려주지 않는 것일까? 왜 여성들은 이 과정을 거치는 동안 서로 돕지 않는 것일까? 갱년기는 익스트림 스포츠다! 우리에게는 이 모험에 대비할 방법을 가르쳐주는 훈련 교본이 필요하다. 우리는 서로 의지하고 도와야 한다.

지난 10년 동안 완경의 여정을 겪은 나는 이제 혼자가 아니라는 것을 알고 있다. 너무 많은 여성들이 비슷한 경험을 하고 있으며, 더 심각한 경험을 하는 여성들도 있다. 여성들은 인생의 이 시기에 건강 문제로 악전고투한다. 호르몬 감소로 삶이 엉망이 되는 것은 정말 불쾌한 일이다. 수천 명이 나에게 도움을 청해 왔다. 그들의 이야기는 너무나 감동적이었고 이 책을 쓸 수 있는 영감을 주었다.

나의 40대는 건강 측면에서 급락의 시작이었다. 마흔 살 생일을 맞이했을 때만 해도 나의 컨디션은 인생 최고였다. 나는 순조로운 노화를 확신했다. 하지만 마흔두 살이 되자 건강에 문제가 생기기 시작했다. 열감, 불면증, 기억력 저하, 감정 기복, 설명할 수 없는 체중 증가가 현실이 되었다. 외계인이 내 몸을 점령한 것 같았고 다른 누군가의 몸에 사는 것 같았다. 내 건강을 통제할 수 없다는 느낌이었다. 이 여정에서 최악인 것은 건강을 되찾기 위해 동원한 모든 수단이 더 이상 효과가 없다는 것이었다.

갱년기의 가장 힘든 점은 증상이 복잡하고 예측할 수 없다는 것이다. 증상이 언제 나타날지, 얼마나 오래 지속될지 알 수 없는 경우가 많고, 무엇이 그런 증상들을 유발하는지 정확히 파악하기도 어렵다.

많은 여성들이 오랜 세월에 걸쳐 PMS Premenstrual Syndrome(월경 전 증후군) 증상과 더불어 사는 법을 배운다. PMS는 완경으로의 전환에 비하면 문제도 아니다. PMS는 생리 직전에만 단기적 호르몬 변화를 일으키기 때문이다. 우리는 이런 때의 증상을 관리할 수 있는 도구들을 찾았다(그 하나가 다량의 초콜릿 섭취다). 하지만 갱년기 호르몬 문제는 그와 다르다. 거기에는 PMS와 같은 예측 가능성이 존재하지 않는다. 갱년기 증상은 생각할 수 있는 가장 나쁜 순간에 아무런 신호도 없이 나타났다가 사라진다.

이 미친 듯한 호르몬의 롤러코스터에는 수많은 감정들이 함께 한다. 변덕스러운 기분 탓에 인간관계에 부정적인 영향을 준다. 분노와 초조는 단골손님이 되었고 자녀나 배우자에게 자주 소리를 지르는 자신의 모습을 발견하기도 한다. 아주 사소한 일도 쉽게 우리를 자극한다. 그리고 가장 어려운 것은 감정이 널뛰듯 변덕스러워지는 이유를 알 수가 없다는 점이다. 특별한 이유도 없이 하루 종일 짜증을 내게 되는 것이다.

그 아름답던 추억도 모두 잊어버렸다

나는 갱년기를 거치는 수천 명의 여성들을 코칭하면서 인생의 낙이 없다는 얘기를 끊임없이 들어왔다. 젊었을 때는 즐거움을 가져다주던 소소한 일들이 이전과 같은 흥분과 기대를 주지 못한다면 불만스러울 수밖에 없다. 또한 많은 여성들이 이 시기에 기억력의 감퇴를 경험한다. 대화 도중에 단어를 생각해내지 못하거나 이름을 잊어 곤란을 겪는 사람이 너무 많다.

밤 시간의 편안한 숙면은 많은 갱년기 여성들에게 과거의 사

갱년기 리셋, 봄을 되찾다!

치로 느껴진다. 작은 움직임이나 소음만으로도 쉽게 잠에서 깨고, 일단 깨어나면 다시 잠들기 위해 몇 시간을 뒤척인다. 땀에 푹 젖어 옷을 갈아입고 시트를 바꾸기 위해 일어나야 하는 날도 많다. 피로가 풀리고 원기가 회복된 상태로 아침을 맞을 수 있다면 무엇이든 내주겠다는 갱년기 여성들이 수두룩하다.

체중 증가는 또 어떤가? 불공평하다. 똑같은 양을(어쩌면 더 적게) 먹고, 운동을 더 하는데도 체중이 는다.

갱년기가 모르는 사이에 슬그머니 찾아온다. 갱년기를 맞이하기에는 자신이 너무 젊다고 생각하는 사람들이 매우 많다. 갱년기는 나이 든 어머니에게나 일어나는 일인 줄 알았는데……. 나는 아직 젊다. 아직 그럴 나이가 아니다.

이 여정이 아무리 힘겹더라도 잠시 증상으로부터 한 발 물러나 새로운 관점에서 자신을 보도록 노력해야 한다. 갱년기로 인한 고통은 선택적이다. 정말이다. 당신이 겪고 있는 증상들은 당신의 기적과도 같은 신체가 보내는 구조 신호다. 불가피한 고통이 아니다. 갱년기의 여정은 당신의 몸이 필요로 하는 것을 파악하고 거기에 귀를 기울일 수 있는 멋진 기회다. 당신은 강하다.

사람에 따라 필요한 것이 다르다. 나는 당신의 몸이 원하는 라이프스타일을 구축할 수 있게끔 돕고자 한다. 증상을 선물이라고 생각해야 한다. 물론 증상이 나타나는 동안에는 이렇게 생각하는 것이 쉬운 일은 아니다. 하지만 당신의 몸은 증상이라는 나름의 언어로 당신에게 이야기를 하고 있다. 그 과정을 악의로 받아들이지 않도록 노력해야 한다. 거기에 주파수를 맞추고 귀를 기울여야 한다. 이런 증상들이 나타나는 데는 이유가 있다.

내 몸이 내 몸 같지 않은 기분이 어떤지, 얼마나 힘든지 나도 잘 알고 있다. 이런 증상들이 당신의 삶에서 기쁨을 앗아 간다는 사실도 알고 있다. 증상을 없애기 위해 아무리 노력해도 좋아질 기미는 안 보인다. 각종 허브 보조제, 약, 치료, 식단 등 여러 가지를 시도해 봤지만 당신은 여전히 해답을 찾지 못한 채 큰 좌절감에 빠져 있을 것이다. 내가 당신을 도울 수 있다. 이 책을 갱년기라는 롤러코스터에 쉽게 올라타는 방법을 알려주는 설명서로 생각하라.

당신의 갱년기 여정은 내면에서 외면으로 향하는 경험이 되어야 한다. 나는 증상을 치료하기 위해 당신 외부에서 무언가를 찾는 대신, 당신 내면에서 일어나는 변화를 지원하는 삶, 당신의 몸이 내면에 가지고 있는 지혜를 존중하는 라이프스타일을 가르칠 것이다. 그렇게 함으로써 외적인 경험도 변화할 것이다. 나는 당신에게 당신의 몸이 사용하는 언어를 가르치고, 당신 몸에 반하지 않는 당신 몸에 맞는 도구를 선사할 것이다.

✦✦ 미신은 갖다 버리고 과학만을 주려 한다

당신은 내가 과학광이라는 것을 알게 될 것이다. 나는 어떤 것이 효과가 있다는 점을 아는 것만으로는 만족하지 못한다. 나는 그것이 어째서 효과가 있는지 알고 싶다. 내 치료법은 효과적인 것은 물론이고, 연구를 통해 효과의 근거가 밝혀진 방법들이 중심으로 이루고 있다.

나 자신이 갱년기 여정을 거치면서 알게 된 가장 놀라운 정보는 유방암, 난소암, 심장병, 당뇨병, 치매, 알츠하이머병 등의 질병이 완경 이후 여성에게서 더 흔하게 일어난다는 점이었다. 무슨 이유로 여성들이 이렇게 많은 병에 걸리는 것일까? 내가 발견한 것은 우리의 호르몬이 교향곡과 같다는 점이다. 각 악기가 각자의 역할을 하면서 아름다운 곡을 창조한다. 하지만 악기가 하나라도 고장 나면 전체가 어그러지는 것처럼 몇몇 호르몬의 고장으로 질병이 시작된다. 갱년기에 호르몬 균형을 찾는 일은 온전한 정신을 유지할 수 있게 할 뿐 아니라 우리의 인생을 구한다.

나는 나의 벗인 여성들이 이 원리를 이해하도록 돕는 임무를 맡고 있다. 갱년기의 궤도를 적절하게 수정할 수 있다면 암, 심장 질환, 치매, 알츠하이머병, 골다공증에 이르는 심각한 질병을 예방할 수 있다.

여성들과 함께 이 여정을 함께하게 된 것은 큰 영광이다! 나는 우리 삶에서 일어나는 모든 일에는 이유가 있다고 생각한다. 이 책을 읽는 동안에는 열린 마음을 갖길 바란다. 내가 추천하는 많은 라이프스타일 도구들은 최첨단의 것들이다. 지금까지 당신이 배워온 것들과는 완전히 반대되는 이야기일 수도 있다. 과학이 우리에게 가르쳐주는 것은 기존에 배웠던 것들과 다르다. 우리가 지금 살고 있는 세상도 수십 년 전과는 다르다. 그렇기에 우리는 갱년기를 다르게 살아야 한다.

✦✦
아직 좋은 소식도 있다!

대단히 반가운 소식이 있다. 갱년기 여정의 어디에 있든 이런 증상들에 변화를 주는 것이 가능하다는 것이다. 그것도 빠르게 말이다. 마법의 알약은 필요치 않다. 당신의 삶에, 당신이 경험하고 있는 호르몬 저하에 대응하는 변화를 주면 된다. 나와 수천에 이르는 내 환자들이 행복한 갱년기를 보낼 수 있도록 도와준 방법들을 공유할 수 있게 되어 기쁘고 신이 난다. 나는 마법의 알약 대신 인간의 신체가 가진 힘을 믿는다. 여성의 몸은 놀랍다. 우리는 몸속에서 다른 인간을 키우게끔 만들어져 있다. 얼마나 멋진가? 하지만 이 설계는 갱년기 동안 극적인 변화를 거친다. 우리 몸에서 일어나는 이런 변화를 치료하는 데는 마법의 허브나 항우울제가 필요치 않다. 당신에게 필요한 것은 우리 안에서 일어나는 변화에 맞는 라이프스타일의 변화다.

지식이 힘이다. 당신의 몸이 겪고 있는 변화들이 무엇인지 더 잘 이해할수록 더 강한 통제력을 느끼게 될 것이다. 호르몬은 대단히 복잡한 문제다. 이 책은 이 문제를 간단하게 풀어서 당신이 호르몬과 맞서지 않고 호르몬과 함께 일을 잘 해나가도록 하기 위해 고안되었다. 갱년기에도 활기찬 삶이 가능하다.

당신은 당신이 생각하는 것보다 더 큰 힘과 가능성을 갖고 있다. 그 힘을 당신에게 되돌려줄 수 있게 되어 기쁘다.

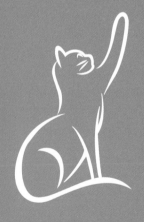

두 걸음

갱년기,
당신은 누구인가?

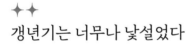

갱년기는 너무나 낯설었다

나는 갱년기에 관한 책을 쓸 가능성이 거의 없어 보이는 사람이었다. 나는 대부분의 삶에서 호르몬의 문제를 겪은 적이 없었다. 생리 때도 별 증상이 없었고 임신에도 전혀 문제가 없었다. 서른 살이 되면서 남편과 나는 아이를 갖고 싶다고 생각했고, 바로 임신했다.

나는 호르몬 균형을 찾는 일에 무심한 채로 40대를 맞았다. 하지만 나의 호르몬은 상상도 못 한 길로 나를 데려갔다. 그곳에는 격렬하게 요동하는 롤러코스터가 있었다. 그리고 롤러코스터에서 벗어나는 법을 깨닫는 데 10년이 걸렸다.

내가 이 책을 쓰는 이유는 그 과정에서 혼자라는 느낌을 받았기 때문이다. 증상은 격렬했고 내 삶에 극적인 영향을 미쳤다. 하지만 내가 찾을 수 있었던 답은 고생하며 그 과정을 견디거나 약을 먹는 것뿐이었다. 두 선택지 모두 마음에 들지 않았다.

나는 소셜미디어에 내 갱년기 여정을 공유하고 있었기 때문에 비슷한 경험을 가진 수많은 여성으로부터 이야기를 들을 수 있었다. 많은 여성들이 갱년기에 큰 타격을 입고 있었다. 나 역시도 하룻밤 사이에 즐겁고 활력이 넘치는 친절한 사람에서 감정적이고 엉망진창인 사람이 되었다. 누군가 내 뇌를 납치해 내 생각, 잠, 웰빙을 통제하는 느낌이었다. 내 생활과 인간관계에 문제가 생겼고 그렇게 변한 나 자신이 마음에 들지 않았다. 그러나 이 경험은 수천 명의 갱년기 여성에게 도움을 준 10년에 걸친 공부의 촉매가 되었다.

마흔 살이 되었을 때 내게는 목표가 있었다. 인생 최고의 몸을 만드는 것이었다. 그 시점에서 나에게 최고의 몸을 만든다는 것은 내가 좋아하는 스키니 진을 입을 수 있는 몸매를 만들거나 화장실 체중계에서 특정 숫자를 본다는 의미였다. 나는 잘 먹고 운동을 많이 하는 것을 건강이라고 생각했다. 겉모습이 근사하다면 속도 건강할 것이라고 믿었다.

✦✦
아직 사십 대인데

마흔 살 생일은 빨리 다가왔다가 빨리 지나가 버렸다. 나는 40대에 접어든 다른 여성들이 체중 감량이 너무 힘들다고 투덜거리는 소리를 많이 들어왔다. 하지만 그때까지는 아직 그런 경험을 해보지 못한 상태여서 '이겨내지 못할 것이 없다'고 자신했다. 당시 내 인생은 스위트 스폿*에 있었다. 내게는 열 살, 여덟 살 착한 아이들과 다정하고 헌신적인 남편이 있었고 건강한 생활 습관을 실천했으며, 좋은 친구들도 많았다.

하지만 마흔 살 생일이 지나고 몇 달 뒤에 우울증이 파도처럼 밀려왔다. 난데없이 우울증의 공격을 받은 나는 특별한 이유 없이 눈물을 흘렸고 즐겁다는 감정도 느끼지 못했다. 감정의 파도는 처음에는 잔잔하고 간간이 찾아왔지만 40대로 접어들면서

---

* 스위트 스폿(sweet spot): 배트로 공을 치기에 가장 효과적인 곳을 의미한다. 즉, 최적의 상황을 뜻한다.

점점 커졌고 빈번해졌다. 나는 인생에서 어려움이나 시련이 닥치면 그것을 긍정적으로 받아들이고 극복하려고 노력하는 사람이다. 그렇기 때문에 내가 우울증에 걸렸다는 것을 깨닫는 데 꽤 시간이 걸렸다. 즐거움을 되찾기 위해 긍정적인 사고를 갖게 해준다는 온갖 방법을 써봤지만 전혀 효과가 없었다. 아무리 생각해도 이해가 되지 않는 상황이었다. 특별한 계기도 정신적인 충격을 주는 일도 없었다. 내 인생에는 콕 집어서 "이거야, 이것 때문에 우울한 거야"라고 할 것이 없었다.

이런 우울한 시간에 내가 배운 것은 우리 삶에 유쾌하지 못한 순간들이 언제든 찾아올 수 있다는 점이었다. 상황이 계획한 대로 흘러가지 않아 우울할 때가 있는 것이다. 40대 초반까지 내가 경험한 것은 그런 종류의 우울감이었다. 그런데 이번에는 느낌이 달랐다. 정말 받아들이기 어렵고 터무니없는 감정이라는 정도로밖에는 설명할 길이 없었다. 소위 아메리칸 드림을 이뤘다고 할 만큼 성공을 거두었지만 이 시기에 나는 전혀 행복하지 않았다. 내 삶에서 벗어나고 싶었을 뿐이었다. 이런 종류의 우울증을 겪어본 사람들에게 위로의 말을 전하고 싶다. 정말 힘든 일이다. 무언가가 내 머리를 장악해서 나는 더 이상 통제력을 갖지 못하는 것 같은 느낌이다.

✦✦ 지옥에서 보낸 한 철

나는 내 직업 덕분에 신체 건강에 대해서는 많은 것을 알고 있었지만 정신 건강에 대해서는 그렇지 못했다. 그래서 식이요법, 운동, 카이로프랙틱, 침술, 그리고 명상이나 요가와 같은 마음 챙김 건강법을 연구했다. 나는 영감을 주는 책을 읽고, 동기부여 강연을 듣고, 나보다 앞서 이런 우울증을 경험한 친구들의 지혜에 의지했다. 이렇게 알게 된 방법이 도움을 주긴 했지만 일시적일 뿐이었다.

우울감은 곧 공황 발작으로 이어졌고 불안이 자주 찾아왔다. 밤이면 깊은 공포감을 느끼며 깨어나곤 했다. 내가 '걱정 스캔'이라고 부르는 일을 하는 밤이 많아졌다. 새벽 2시가 되면 깊은 잠에서 깨어났다. 공황, 두려움, 불안이 나를 장악했다. 나는 이 공황의 이유를 찾아서 이해하고 싶었고, 내 삶에서 뭔가 잘못된 것이 없는지 내 삶의 모든 부분을 재빨리 스캔했다. 그런 다음 두 시간 동안 나는 몸을 뒤척이며 내 마음속의 문제, 때로는 존재하지도 않는 문제를 해결하기 위해 끙끙댔다. 미친 사람 같았지만 멈출 수가 없었다.

밤마다 열감을 느끼기 시작했다. 증상이 너무 심해서 하룻밤에도 몇 번이나 젖은 옷을 갈아입어야 했다. 남편을 깨워 흠뻑 젖은 시트를 갈아야 했던 적도 있었다. 나는 그를 깨우지 않아도 되게끔 침대 위에 슬리핑백을 두고 그 안에서 자기 시작했다. 하지만 불안과 열감 사이에서 잠을 제대로 잘 수 없었다. 전형적인 갱년기의 시작이라고 쉽게 말할지도 모르겠지만 나는 겨우 마흔셋이었고 월경 주기도 규칙적이었다. 일반적으로 갱년기가 시작되는 연령이 50세 즈음이라고 알고 있었던 나에게는 충격으로 다가왔다.

말 그대로의 지옥이었다. 내가 생각한 40대의 건강 상태가 아니었다. 내 몸의 호르몬이 뭔가 잘못되었다는 것은 알았지만 정확히 무엇이 이런 문제를 유발하는지는 알 수 없었다. 내가 놓치고 있는 해결법이 있는 걸까? 어떻게 해야 이 수렁에서 빠져나올 수 있을까?

나는 이런 위기 속에서 도움을 구하는 것을 두려워하지 않았다. 다행히 내 주변에는 현명한 여성들이 있었다. 나는 우선 언니에게 연락을 취했다. 언니 역시 내 나이에 우울증과 불안을 경험했다고, 항우울제가 좋은 해법이 될 수 있다며 약의 도움을 받아야 할 때일지 모른다는 조언을 했다. 유혹이었다. 약을 먹으면 악몽은 모두 사라진다. 그러나 나는 지난 몇 년 동안 약을 먹지 않고 지내왔다. 전인의학 의사인 나는 약은 임시방편일 뿐 근본 원인을 해결하지 못한다는 사실을 알고 있었기 때문이다. 또한 만성적인 항우울제 사용이 장기적으로 건강에 문제가 된다는 것을 연구 자료를 통해 잘 알고 있었다. 항우울제의 가장 큰 단점은 복용을 시작하면 끊기 힘들다는 점이다. 나는 내 신경화학 시스템을 그렇게 급격하게 망치고 싶지 않았다. 여생의 행복을 위해 약에 의존하는 것은 내가 원하는 바가 아니었다. 분명히 다른 해법이 있을 것이다. 이런 생각이 드는 데는 반드시 이유가 있을 것이다!

나보다 다섯 살에서 열 살쯤 나이가 많은 지인들에게 연락했다. 그들의 대답은 "기운 내! 갱년기에 접어들고 있는 거야. 롤러코스터가 기다리고 있으니 준비해야 돼"라는 것이었다. 마흔셋에? 나는 여전히 이해되지 않았다. 나는 어머니가 얼마나 쉽게 갱년기가 지나갔는지 자랑하곤 하셨던 것을 기억한다. 어머니는 50대 초반에 눈에 띄는 열감이나 우울증 없이 갱년기를 넘겼다. 내가 뭔가 놓치고 있는 게 분명했다.

✦✦
어느 날 멘토가 찾아오다

어느 날 저녁, 아이 학교의 과학전람회에 갔다가 내 옆에 서 있는 한 어머니가 우리 지역에서 평판이 좋은 산부인과 의사라는 것을 알게 되었다. 답이 없는 절망적인 상황에 있던 나는 그녀에게 내 상황을 이야기했다. 그녀의 반응은 내가 건강을 바라보는 방식을 극적으로, 그리고 영원히 바꾸어 놓았다.

그녀는 이렇게 말했다. "민디, 저도 답을 갖고 있다면 좋겠네요. 저는 병원에서 그런 호르몬 관련 증상을 가진 당신 나이의 여성들을 수도 없이 만나요. 하지만 솔직히 어떻게 해야 할지 모르겠어요. 의학 교과서는 기대에 부응하지 못해요" 내가 예상했던 답은 아니었다. 그러고 나서 몇 주 동안 "그런 호르몬 관련 증상을 가진 당신 나이의 여성들은 부지기수"라는 말과 "의학 교과서는 기대에 부응하지 못한다"는 말이 귓가를 맴돌았다. 그렇게 많은 여성에게 일어나는 일이라면 이 호르몬 퍼즐에는 환경적인 요인이 있는 것이 분명했다!

그날 저녁의 일은 내 모든 것을 바꾸어 놓았다. 그것은 내 갱년기 증상뿐 아니라 다른 수천 명 여성의 갱년기 증상을 다시 제자리로 돌려놓는 데 사용한 방법들을 발견하는 촉매가 되었다.

이런 방법들을 찾고 적용하는 데에는 꽤 오랫동안 거듭된 연구와 인내가 필요했다. 하지만 그 방법들은 내 삶을 되돌려주었고 당신에게도 그렇게 해줄 것이다.

그날의 대화는 왜 그렇게 많은 여성들에게 이런 일이 있어나고 있는지, 내 건강 위기를 해결할 방법은 무엇인지 찾고자 하는 내 안의 지칠 줄 모르는 욕망에 불을 붙였다. 그리고 그 욕망은 오늘날 여성들 사이에 우울증, 불안, 호르몬 불균형, 체중 증가, 갑상샘 문제가 만연하다는 것을 입증하는 설득력 있는 연구의 길로 나를 이끌었다. 역시나 의학 교과서는 기대에 부응하지 못했다.

지난 10년 동안 나는 독소가 가득한 오늘의 세상이 여성에게 미치는 영향을 이해하는 데 많은 시간을 할애했다. 단식이나 키토제닉 식단을 할 때 우리 몸이 얼마나 강력하게 스스로를 해독하는지 입증하는 연구들에 집착했다. 솔직히 쉰 살인 지금의 나는 마흔의 나보다 더 행복하고 건강하고 활기차다.

이 책에서 소개하는 도구들은 내게 즐거움과 맑은 정신을 되찾아주었다. 나는 밤에 쉽게 잠들고 원기를 회복한 상태로 아침에 깨어난다. 잠자면서 땀을 흘리는 일은 드물다. 우울증은 내 머릿속에 들어오지 못한다. 가끔 불안의 공격이 있을 때에도 이에 맞설 준비가 되어 있고 나 자신을 빨리 되찾을 수 있는 방법도 알고 있다. 내게 힘과 통제력이 있음을 느낀다. 나를 다시 찾은 느낌을 갖는다.

나의 갱년기 여정은 이 시기를 슬기롭게 보내는 방법을 많은 여성들에게 알려주고자 하는 열망에 불을 붙였다. 고통받을 필요가 없다. 병을 키울 필요도 없다. 갱년기를, 건강을 되찾고 앞으로 남은 세월을 최고의 나로 살 수 있는 기회로 이용할 수 있다. 이 치료 계획이 여성들에게 효과가 있다는 것을 계속 목격하고 있다.

나는 갱년기가 여성들이 건강을 리셋할 수 있는 기회라는 것에 큰 열정을 갖게 되었고 그 결과 이 개념을 중심으로 내 클리닉을 재구성했다. '여성 대사 리셋Women's Metabolic Reset'과 '리셋 아카데미Reset Academy'와 같은 온라인 프로그램을 만들어 여성들에게 힘을 주는 커뮤니티로 모으고 그들에게 증상을 극복하는 방법을 가르친다. 최근에는 여성 호르몬을 망치는 독소를 제거하기 위한 특별한 해독 프로그램도 만들었다.

자신에 대한 신뢰를 잃지 말라. 당신은 놀라운 자가 치유 능력을 가진 몸으로 태어났다. 따라서 그 치유의 과정을 활용하는 법만 배우면 된다.

이 여정을 당신과 함께하게 되어서 무척 설레고 기쁘다. 당신은 즐거움으로 가득한 인생을 살 자격이 있다.

이 책은 나의 건강뿐 아니라 우리 클리닉에서 그리고 온라인 커뮤니티에서 여성들의 건강을 되찾는 데 사용했던 방법과 연구 결과들을 집약한 것이다. 이것은 당신에게 주는 선물이다. 당신이 찾아 헤매던 해답을 여기서 찾을 수 있기를 진심으로 바란다.

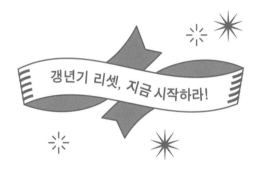

갱년기 리셋, 지금 시작하라!

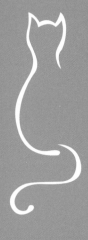

세 걸음

갱년기 리셋,
지금 시작하라!

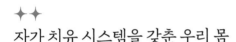

자가 치유 시스템을 갖춘 우리 몸

지금부터 갱년기 증상을 리셋하는 방법을 보여줄 것이다. 갱년기 여정의 어디에 있든 문제가 되지 않는다. 다음 몇 개의 장에는 당신의 건강을 향해 나아가는 길을 바꿔줄 놀라운 방법들이 담겨 있다. 이 책을 쓰기 시작했을 때 내 마음속에는 명확한 하나의 목표가 있었다. 여성들에게 갱년기 증상을 스스로 치유하는 법을 알려주는 것이다. 그날의 영웅은 당신의 의사도, 당신 친구의 빠른 다이어트 방법도, 증상을 모두 없애주는 마법의 알약도 아니다. 영웅은 바로 당신이다. 마법은 당신 안에 있다!

우리 몸은 스스로를 치유할 수 있도록 설계되어 있다. 그리고 치유의 효과를 극대화하는 라이프스타일이 있다. 그런데 이 라이프스타일은 조깅을 하거나 사흘 동안 물 단식을 하는 것처럼 간단하지가 않다. 당신이 이 기간 동안 활기찬 생활을 할 수 있으려면 몇 가지 라이프스타일의 변화를 도모해야 한다. 당신의 도구함에는 간헐적 단식, 키토바이오틱 식단, 호르몬 포식 식단, 독성 에스트로겐 제거를 위한 해독, 마음 챙김 기법이 포함된다.

나는 수년 동안 전인의학 의사로 일하면서 사람들이 대체 의학 및 자연 치유 방법을 처음 고려할 때 전통 의학에서 배운 사고방식을 그대로 가져오는 것을 보았다. 하나의 진단에 하나의 약으로 대응한다는 사고방식 말이다.

혈압을 예로 들어보자. 혈압이 높은 것을 알게 되었다면 의사는 어떻게 할까? 고혈압이라는 진단과 함께 약을 처방할 가능성이 높다. 그런데 당신이 그 약을 먹고 싶지 않다면? 좀 더 자연적인 접근법을 원한다면? 그렇게 당신은 혈압을 자연적으로 낮출 한 가지 방법을 찾아 나선다. 하지만 혈압 상승의 원인이 하나가 아니라면 어떨까? 여러 가지 원인이 있다면? 한 가지 천연 보조제만으로 치료가 충분하지 않을 수도 있을 것이다.

갱년기 증상이 그렇다. 증상을 유발하는 문제가 하나가 아닐 가능성이 높은 것이다. 여러 가지 원인이 있을 가능성이 높다. 하지만 낙담할 필요는 없다. 좋은 기분을 되찾을 수 있는 다섯 가지 주요한 라이프스타일의 변화를 준비했다. 여기에는 식사 시간 조절하기, 먹는 음식 바꾸기, 장내 미생물에게 먹이 주기, 독성 부하 낮추기, 스트레스 수준 균형 맞추기가 포함된다. 이후 이 다섯 가지 조건을 자세히 알아보면서 이런 습관이 호르몬에 어떤 영향을 미치는지에 대한 최신 연구 결과들도 공유할 것이다.

우선, 신체가 어떻게 작동하는지 알아보고 그다음에 신체가 더 나은 성능을 발휘할 수 있도록 신체와 협력하는 해법을 제시할 것이다. 마지막으로, 이 기초 위에서 성공하기 위해 밟을 수 있는 단계들이 그 뒤를 이을 것이다. 이 단계들은 가장 쉬운 것에서부터 가장 어려운 것의 순서로 설명될 것이다. 〈네 걸음〉과 〈다섯 걸음〉은 갱년기 호르몬에 대한 이해를 돕도록 고안되었다. 이 부분은 매우 중요하다. 갱년기를 지나는 동안 이들 호르몬이 무엇을 하는지 이해하면 어떤 생활 습관 변화가 가장 도움이 되는지 파악할 수 있기 때문이다.

고혈압에 대한 비유로 돌아가 보자. 의사가 "혈압이 높은 데는 다섯 가지 이유가 있습니다"라고 말하고 이들 원인을 해결하기 위해 취할 수 있는 다섯 가지 단계를 알려준다고 상상해 보라. 하나의 처방만 받는 것보다 주도권과 통제력이 더 크다는 느낌이 들지 않을까.

〈네 걸음〉과 〈다섯 걸음〉에서는 갱년기라는 롤러코스터를 즐길 수 있는 변화의 토대를 마련하게 될 것이다. 그리고 〈여섯 걸음〉부터 〈열 걸음〉까지는 갱년기 동안 최상의 삶을 영위할 수 있는 라이프스타일이 무엇인지 소개한다. 여기에서 제시하는 좋은 습관들을 이미 실천하고 있는 사람들은 올바른 길을 가고 있다는 뿌듯함을 느낄 것이다. 그렇다면 정말 다행이다. 각 걸음 마지막에서 제시하는 방법을 모두 수행했는지 자문해 보라. 대부분의 사람들은 건강 개선에 효과가 있는, 아직 시도해 보지 않은 방법이 더 많다는 사실을 알게 될 것이다. 여기서 제시한 방법을 모르고 있다가 새롭게 알게 되었다면 그것도 멋진 일이다. 내가 제시하는 단계들을 정확한 순서로 따라 해보라.

이 책의 마지막 걸음에서는 이 모든 것을 종합하는 방법을 알려주고 갱년기 리셋에 도움이 되는 자료들을 공개할 것이다. 무엇을 하든 포기하지 말라. 거기에 그런 단계가 있는 것은 당신을 위해 준비한 것이다. 새로운 정보에 압도되어 신념을 갖기 어려울 수도 있다. '이건 너무 힘들어', '난 절대 할 수 없어'라며 지레

포기하고 싶거나, '내 친구와 가족들이 나를 어떻게 생각할까?' 와 같은 터무니없는 생각이 들 수도 있다. 그런 생각에 귀를 기울이지 말라. 내가 가르치는 방식은 몸이 원하는 바에 맞춰져 있다. 몸의 설계에 따라 실천하면 라이프스타일 변화가 어렵지 않게 느껴질 것이다. 나는 이런 경우를 늘 마주친다. 단것을 향한 지칠 줄 모르는 욕망을 느낀다고, 아무것도 바꿀 수 없다고 말하는 사람들이 있다. 하지만 장내 환경을 개선하면 단것에 대한 중독은 사라진다. 우리가 한 일이라고는 몸의 설계에 맞춘 것뿐인데 증상이 개선되는 것이다.

갱년기 리셋을 위한 다섯 가지 생활 습관은 다음과 같다.

1단계 먹는 때를 바꾼다.

2단계 먹거리에 주의를 기울인다.

3단계 마이크로바이옴을 바로잡는다.

4단계 자신과 삶을 해독한다.

5단계 '쫓기는 여성'* 라이프스타일에서 벗어난다.

---

* 쫓기는 여성(Rushing Woman): 리비 위버(Libby Weaver) 박사가 그녀의 책『쫓기는 여성 증후군(Rushing Woman's Syndrome)』에서 만들어 낸 용어.

각 단계는 다음 단계의 기반이 된다. 긴 계단을 걷는 것처럼 한 번에 한 단계씩 밟아 나가야 한다. 그러다 보면 당신은 어느 틈에 모든 단계가 모여 자신에게 맞는 아름다운 라이프스타일이 되어 있는 것을 발견할 것이다.

캐시 이야기

캐시에게도 그런 일이 일어났다. 49세에 그녀의 갱년기 증상은 절정에 달했다. 한밤중의 진땀, 불안, 기억력 감퇴, 탈모, 만성 피로, 콜레스테롤 수치 상승, 이유 없는 체중 증가가 그녀의 새로운 일상으로 자리를 잡았다. 열성적으로 운동을 하던 그녀는 어떤 증상이든 운동으로 극복하는 데 익숙했다. 하지만 난생처음 운동이 치료법이 되지 못하는 경험을 했다. 오히려 운동을 많이 하면 할수록 증상이 악화되었다. 내가 처음 캐시와 만났을 때 그녀는 하루에 여섯 번을 탄수화물로 가득한 식사를 했으며 '하루 중 가장 중요한 식사는 아침 식사'라는 사고방식을 가지고 있었다.

'갱년기 리셋' 라이프스타일은 캐시에게 매우 새로운 것이었다. 사실 내가 그녀에게 추천한 많은 방법들은 그녀가 평생 건강에 대해 배워온 관점에서 볼 때 친숙하지 않은 것이었다. 하지만 그녀가 알던 방법들은 효과가 없었으므로 그녀는 방법에 변화가 필요하다는 것을 인정할 수밖에 없었다. 그녀는 앞에서 요약한 단계에 착수했다.

나는 캐시의 아침 식사 시간을 한 시간 뒤로 미루는 것부터 시작했다. 처음에는 캐시에게 쉽지 않은 일이었다. 하지만 곧 익숙해졌고 몇 주 만에 매일 간헐적으로 단식을 실천할 수 있게 되었다. 이 첫 번째 단계 만으로도 그녀는 더 많은 활력을 느낄 수 있었다.

다음 과제는 고탄수화물 식이에서 벗어나는 것이었다. 우선 빵과 파스타 같은 정제된 탄수화물을 멀리하는 것부터 시작했다. 이로써 허기를 느끼는 속도가 늦춰져 더 긴 시간의 단식이 가능해졌다. 단식 기간이 길어지자 지난 몇 년 동안 늘었던 뱃살도 줄어들었다.

활력이 늘어나고 허기가 줄어들고 체중이 감소한 상태에서 장 검사를 했다. 그녀에게 어떤 종류의 유익균이 있는지 확인하기 위해서다. 그 결과 콜레스테롤 수치를 낮추고 독성 에스트로겐을 분해하고 대사를 촉진하는 유익균이 크게 부족한 것으로 드러났다. 그녀는 식단에 다양한 채소를 포함시키고 폴리페놀, 프로바이오틱스, 프리바이오틱스 식품을 더 추가하기 시작했다. 이 단계를 통해 그녀의 콜레스테롤 수치가 낮아지고 피부와 모발에도 눈에 띄는 변화가 나타나는 것을 확인할 수 있었다.

마지막 단계는 독성 부하를 낮추는 것이었다. 중금속 검사 결과는 캐시의 납과 수은 수치가 매우 높다는 것을 보여주었다. 나는 캐시에게 이런 독소를 안전하고 효과적으로 제거하는 방법을 가르쳤다. 우선 해독 경로를 열고 몸과 뇌에서 독소를 제거하는 방법이었다. 이 마지막 단계를 통해 캐시는 건강한 삶을 되찾았다. 밤새 숙면하기 시작했고, 불안이 사라졌으며, 머리카락이 빠지지 않고, 한밤중 진땀도 사라졌다.

공식적으로 완경은 아니지만, 캐시는 이제 증상을 최소로 유지할 수 있는 방법을 알게 되었다. 앞의 단계들을 실행한 뒤 캐시는 과도한 일정에 시달리던 자신의 생활을 검토했다. 그녀는 고정적인 휴식 시간을 마련하고, 지나치게 많은 친목 및 외부활동에 기력을 소모시키는 상황을 피했고, 운동 스케줄에 더 많은 변화를 주었다.

캐시에게는 매 단계가 새로운 삶의 방식이었다. 처음에는 모든 단계가 낯설게 느껴졌다. 하지만 꿋꿋이 버텨내자 각 단계가 점점 더 쉬워지고 익숙해졌다. 가장 좋은 변화는 각 단계가 건강을 새로운 수준으로 회복시켰다는 점이다. 최근 캐시의 호르몬 검사를 통해 호르몬의 균형이 적절해졌다는 것을 알 수 있었다. 그녀는 질병 없이 최소한의 증상으로 갱년기를 지낼 수 있는 완벽한 준비를 갖추었다.

당신도 캐시처럼 할 수 있다. 캐시가 당신에게 없는 특별한 능력을 가진 것이 아니다. 제시한 단계를 따르라. 더 많은 지원과 커뮤니티가 필요하다면 내 온라인 프로그램 중 하나를 활용하라. 이 과정이 효과적이라는 것을, 시도할 때마다 매번 그렇다는 것을 알아야 한다.

갱년기라는 롤러코스터를 완만하게 만들기 위한 라이프스타일의 변화 외에 추가적으로 치유 과정을 가속화할 수 있는 몇 가지 최신 방법들도 포함해 두었다. 다시 말하지만, 이 책은 라이프스타일에 관한 책이다. 영원히 젊음을 유지하는 방법에 대한 〈열한 걸음〉의 내용이 마음에 든다면 갱년기 리셋 라이프스타일의 원칙을 실천하고 있는지 되돌아 봐야 한다.

할 수 있다! 나는 수천 명의 여성들이 건강을 리셋하는 과정을 지켜보았다. 당신이 지금 완경 전, 갱년기, 완경 후 등 갱년기 여정의 어느 단계에 있는지는 문제가 되지 않는다. 건강은 언제든 리셋이 가능하다. 빨리 그 방법을 당신에게 보여주고 싶다!

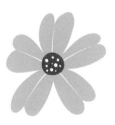

네 걸음

정신줄을 놓은 게 아냐, 호르몬이 없을 뿐!

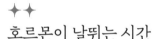

호르몬이 날뛰는 시간

갱년기는 일생에서 호르몬이 가장 날뛰는 시기라고 할 수 있을 것이다. 나는 당신이 미친 것도 분별력을 잃은 것도 아니라고 분명히 말할 수 있다. 내가 한 가지 발견한 것이 있다. 내 호르몬을 너무도 모르고 있었다는 점이다. 호르몬이 내 삶에 주는 막대한 영향을 자각하지 못했다. 나는 갱년기를 특정 나이에 이르면 켜지는 스위치와 같다고 생각했다. 또 갱년기를 지내는 과정에서 어느 날 생리가 멈추면 완경이 되는 것이라는 단순한 생각을 했던 것이다. 하지만 실제 갱년기는 이렇게 단순하지 않고 스위치를 내리듯 단박에 이뤄지는 것도 아니다. 많은 여성의 경우 갱년기는 난소의 기능이 멈추는 과정에서 다른 조직들이 호르몬 부족을 메우려 애쓰는 10~15년 동안의 여정이다. 하지만 이들 장기가 이미 과로 상태여서 호르몬 조절을 순조롭게 해내지 못할 수도 있다.

나는 당신이 호르몬에 대해서 통달하길 바란다. 이는 갱년기를 거치는 동안 당신에게 가장 큰 영향을 미치는 호르몬에 대해 기본적인 이해를 쌓는 것을 의미한다. 여기에는 이런 호르몬을 생성하는 장기들을 파악하는 것도 포함된다. 이들 장기는 내분비계를 이룬다. 이 장에서는 당신의 증상에 가장 큰 영향을 미치는 내분비 기관에 대해 소개해 볼까 한다. 또한 호르몬 프로필을 이해하기 위한 전략으로 내가 가장 선호하는 것과 관리에 가장 큰 노력이 필요한 호르몬에 대해서도 이야기할 것이다.

✦✦
몸의 설계도를 다시 한번 살펴보자

좋든 싫든 여성의 신체는 대부분 임신과 출산을 위해 설계되어 있다. 사춘기에 접어든 순간부터 당신의 몸과 마음은 기분에 강력한 영향을 미치는 호르몬의 신경화학적 영향 아래 있어 왔다. 28일 동안 당신 몸에서 분비되는 모든 화학 물질을 자세히 설명한다면, 매달 수없이 많은 신경화학 물질이 함께 작용해 기쁨을 가져다주고, 수면을 돕고, 마음을 진정시키고, 외모를 아름답게 만들고, 머리카락을 풍성하게 하고, 피부 노화를 막고, 점막에 기름을 치고, 성욕을 높이고, 멀티태스킹을 가능하게 하고, 운동을 하고 싶은 동기를 부여하고, 심지어 말재주까지 선사한다는 것을 안다면 크게 놀라게 될 것이다.

사춘기가 시작된 이래로 당신의 몸속에서는 여러 방식으로 도움을 주는 호르몬의 아름다운 교향곡이 연주되고 있었다. 갱년기 여성의 어려움은 그 모든 유용한 호르몬이 사라진 데서 온다. 40대는 호르몬이 줄어드는 시작점이다. 하지만 호르몬은 서서히 일정하게 줄어드는 것이 아니라 매우 불규칙하게 변동한다. 호르몬은 마구 날뛴다. 정상보다 높은 날이 있는가 하면, 전혀 존재하지 않는 날도 있다. 이것이 당신을 감정의 롤러코스터에 태워 미쳐가는 것 같은 기분을 느끼게 한다. 어느 날은 10대 청소년의 호르몬을 갖고 있다가 다음 날은 완경 후 여성처럼 호르몬이 완전히 고갈되는 것이다.

감정의 기복이 너무 심해서 기쁨과 감사로 가득 차게 될지, 아니면 시선이 기분 나쁘다며 사람을 죽이고 싶은 감정을 느낄지 알 수 없었다. 그때의 내 정신 상태는 마치 외계인이 내 뇌를 점령해 통제와 예측이 불가능한 상태로 만든 것처럼 느껴졌다. 나는 이런 상태가 싫었지만 결국 이런 미친 듯한 감정 기복을 겪으며 내 몸을 더 깊이 이해할 수 있게 되었다.

호르몬에 대해 배우면 여성 호르몬 시스템의 작동 방식에 대해 사회적 오해가 많다는 사실을 알게 될 것이다. 호르몬이 신체의 한 기관에 의해 조절되지 않는다는 것을 알고 있는가? 호르몬은 여러 기관이 모인 팀에 의해 조절된다. 방금 말한 것과 같은 오해는 갑상샘 질환에서 많이 관찰된다. 여성의 대사에 이상이 생기면 병원에 가 갑상샘 기능 검사를 통해 갑상샘 기능이 제대로 작동하는지 확인하는 것이 보통이다. 하지만 갑상샘은 혼자서 움직이는 것이 아니다. 갑상샘은 뇌의 시상하부와 뇌하수체로부터 지시를 받아야 한다. 갑상샘만 치료한다면 절대 갑상샘 질환을 완벽하게 해결할 수 없다. 팀 전체를 다뤄야 한다.

내분비샘은 호르몬을 생성하는 기관이다. 모든 내분비 기관은 이런 팀 접근법으로 작동한다. 이들 팀에는 그들만의 이름까지 있다. 이들 팀 중 일반에게 익숙한 이름 중 하나는 HPA 축이다. 이는 시상하부Hypothalamic, 뇌하수체Pituitary, 부신Adrenal이라고 알려진 내분비샘을 포함하는 부신 팀이다. 이 팀은 스트레스를 받을 때 활력과 정신적 명료성을 유지하게 하는 코르티솔을 생성한다. 당신을 위해 열심히 일하는 또 다른 팀으로 HPO 축이라고 불리는 성호르몬 팀이 있다. 이 팀 역시 시상하부, 뇌하수체, 내분비샘인 난소Ovary로 이루어진다. HPO 축은 에스트로겐, 프로게스테론, 테스토스테론의 모든 생산을 통제한다.

40대에 접어들면 HPO 축, 즉 성호르몬 팀의 속도가 느려지기 시작한다. 30여 년 동안 일을 해온 이 팀은 더 이상 일하는 데 관심이 없다. 그러나 당신 몸은 여전히 성호르몬이 필요하기 때문에 HPO 축은 다른 팀에게 그 임무를 넘겨야 한다. 그 팀이 HPA 축이다. 갱년기의 이상한 행동은 여기에서 시작된다.

대부분의 경우 HPA 축, 즉 부신 팀은 신체적, 정서적, 화학적 스트레스로 인해 몇 년 동안 초과 근무를 해온 상태다. 성호르몬 팀이 은퇴하고 부신 팀에게 업무를 넘기면 성호르몬이 빠르게 감소한다. 성호르몬 감소로 당신은 불안하고, 우울하고, 잠을 잘 수 없고, 성욕이 떨어지고, 근육이 빠지고, 살이 찌고, 미쳐가는 것 같은 기분을 느낀다. 내게 일어난 것이 바로 이런 일이다.

여기에서는 어떤 팀원이 어려움을 겪고 있고 도움이 필요한지 파악하는 것이 쉽지 않다. 호르몬 게임에는 수많은 선수가 있기 때문에 약초나 약물로 저하된 호르몬 문제를 해결하려는 시도는 해답 없는 좌절만 안기는 경우가 많다. 하지만 기꺼이 소매를 걷어붙이고 자기 몸과 호르몬과 관련된 모든 것을 이해하려고 노력한다면 건강을 이전에 경험했던 것보다 더 높은 수준으로 올려놓을 수 있다.

갱년기를 거치는 이런 전환은 대단히 중요하다. 신체에 수많은 불균형이 드러난다. 이런 불균형을 이해하고 이를 바로잡기 위해 노력함으로써 삶을 구제할 수 있다. 갱년기는 건강을 리셋할 수 있는 놀라운 시기다. 젊은 시절에는 아무래도 가정을 꾸리고, 커리어를 쌓고, 주변 사람들을 돌보는 일이 주가 된다. 갱년기는 자신을 돌볼 수 있는 기회다. 노년기에 최상의 상태를 유지할 수 있도록 하려면 갱년기 건강에 각별히 신경을 써야 한다.

이 시기의 호르몬 조절은 벅찬 일처럼 느껴질 수 있다. 때로는 문제를 해결하기 위해 약을 먹는 것이 매력적인 방법으로 보일 수도 있다. 하지만 그런 유혹을 견디고 몸의 소리에 귀를 기울인다면 오늘의 증상을 개선할 뿐 아니라 내일의 나에게도 감사의 인사를 듣게 될 것이다. 여성들의 호르몬 균형 회복을 위해 나는 이런 조언을 하고 싶다. 인내심을 갖고 스스로 도구 상자를 만들라고 말이다.

이것은 삔 발목을 치료하는 것과는 다르다. 호르몬 균형을 맞추는 것은 그보다 훨씬 더 복잡한 일이다. 몇 년이 지나도 여전히 기복이 있을 것이다. 이를 우회할 방도는 없다. 하지만 저점이 얼마나 낮아질지는 통제할 수 있다.

각자의 도구 상자는 다른 모습일 것이다. 예를 들어, 여러분 중 많은 사람들이 시상하부와 뇌하수체에서 중금속을 해독하는 것으로 멜라토닌 수치의 균형을 되찾아 다시 숙면할 수 있을 것이다. 반면 탄수화물 섭취를 줄이고 단식하는 방법을 배워 인슐린 저항성에서 벗어나는 것을 우선시해야 하는 사람도 있을 것이다. 갱년기는 긴 시간에 걸친 여정이므로, 어떤 도구가 어떤 호르몬의 균형을 맞출 수 있는지 안다면 큰 도움이 될 것이다. 그때에야 당신은 운전석을 되찾을 수 있다.

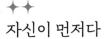

자신이 먼저다

여태 당신은 온 마음과 정신을 주변 사람들에게 쏟아왔을 것이다. 호르몬의 저하는 보호막이 약해졌다는 의미다. 갱년기의 당신은 그 어느 때보다 질병에 취약하다. 이 책에는 호르몬 리셋에 효과적인 도구들이 담겨 있다. 하지만 당신이 스스로를 우선시하는 것보다 당신 삶의 더 큰 구원은 없다. 갱년기에는 인생의 다른 어느 때와도 다른 불균형이 나타난다. 지나치게 과도한 일정에 스트레스가 많은 삶을 살아왔다면 갱년기가 발목을 잡을 것이다. 그동안은 원하는 대로 무엇이든 먹어도 별다른 악영향이 없었을지 몰라도 호르몬이 감소하면서 상황이 극적으로 변할 수 있다. 이 시기를 건강하게 보내고 싶다면 라이프스타일에 극적인 변화가 필요하다. 하지만 이 모든 것은 숨을 고르고 자신을 우선시하는 일에서 시작된다.

데비가 바로 이런 일을 겪었다. 45세가 되던 해, 그녀는 많은 에너지가 필요한 바쁜 직업을 갖고 있었을 뿐만 아니라 직장에서 일과를 마치면 집에 돌아와 가족을 돌봐야 했다. 그녀는 일상의 부담 때문에 자신에게 집중할 여유가 없었을뿐더러 자기 관리를 사치라고 여겼다. 자기 관리가 호르몬 균형의 핵심이라고는 생각지 못했다. 갱년기 증상이 통제 불능이 되어 자신이 만든 삶의 틀을 따르기 힘들어진 데비는 나를 찾아왔다. 호르몬 검사를 통해 부신은 물론이고 프로게스테론, 테스토스테론, DHEA*

---

* DHEA(dehydroepiandrosterone): 디하이드로에피안드로스테론. 인체 내 부신에서 생성되는 생식 호르몬

수치가 하락한 것이 나타났다. 데비가 자신을 우선시하지 않는 한 어떤 식이 요법이나 해독도 그녀를 살릴 수 없었다.

데비의 갱년기 리셋을 위한 첫 번째 단계는 스케줄을 느슨하게 짜는 것이었다. 그녀는 거절하는 법과 휴식 시간을 우선시하는 법을 배워야 했다. 호르몬의 필요를 먼저 생각하며 자신을 우선시하자 증상이 진정되기 시작했다.

✦✦ 집작하지 말고 검사하라

호르몬의 전체적인 그림을 보려면 반드시 검사를 해보아야 한다. 관여하는 참가자들이 너무나 많기 때문이다. 가장 유용하다고 생각되는 검사는 더치 컴플리트DUTCH Complete™ 호르몬 테스트다. 내가 이 검사를 좋아하는 것은 쉽게 진행할 수 있는 데다 여성의 갱년기에 작용하는 모든 호르몬의 완전한 그림을 보여주기 때문이다.

DUTCH 검사는 12시간 동안 다섯 번에 걸쳐 소변 샘플을 채취하는 방식으로 진행하는데, 그 결과는 성호르몬, 즉 에스트로겐, 프로게스테론, 테스토스테론에 무슨 일이 일어나고 있는지를 정확히 알려준다.

부신의 기능이 얼마나 좋은지에 대한 수치도 알 수 있다. 이 검사는 부신이 충분한 코르티솔을 생성하고 있는지 생성하는 시간은 적절한지 알고 싶을 때 대단히 유용하다. 당신의 기분을 좋게 유지하는 세로토닌과 도파민 같은 신경 전달 물질에 대해 더 잘 이해하게 해주기도 한다.

이 강력한 검사를 통해 당신의 몸에서 독소가 효율적으로 제거되고 있는지, 메틸화**가 얼마나 잘 일어나는지(《아홉 걸음》에서 자세히 설명할 것이다)도 알 수 있다. 송과선이 충분한 멜라토닌을 만들고 있는지까지 확인할 수 있다. 내가 이 검사를 왜 이토록 좋아하는지 알만하지 않은가? 정말 완벽하고 철저하다.

DUTCH 검사에서 가장 마음에 드는 부분은 에스트로겐 대사산물을 분석한다는 상세히 분석해준다는 점이다. '대사산물metabolite'은 화학 물질이 분해되거나 대사된 후에 발생하는 것을 설명하는 전문 용어이다. 이 경우, 에스트로겐 대사산물은 에스트로겐이 무엇으로 분해되는지를 보여주는 중요한 지표다.

** 메틸화(methylation): 유기 화합물이 새로운 화합물로 바뀌는 반응. 이 책에서는 신체 활동에 필요한 비타민, 미네랄, 호르몬 대사를 처리하는 작동 원리를 가리키며 메틸레이션 사이클이라고도 한다.

때로는 호르몬이 질병을 유발하는 부산물로 대사되기도 한다. 특히 에스트로겐의 경우가 그렇다.

에스트로겐 대사산물에는 세 가지 유형이 있다. 하나는 보호 기능을 하며 호르몬 관련 암과 심혈관 질환을 예방하는 데 도움을 준다. 두 가지는 유해하며 여러 종류의 암을 유발할 수 있다. 이들 에스트로겐이 체내에서 어떻게 대사되어 다양한 대사산물로 변환되는지를 이해하는 것은 당장의 건강 상태를 유지하는 것뿐 아니라 미래의 질병을 예방하는 데도 중요하다. 이러한 이해를 바탕으로 보호 기능을 하는 에스트로겐을 증가시키고 유해한 에스트로겐을 줄이기 위한 해독 전략을 실행할 수 있다.

최근에 48세의 환자 메건에게 DUTCH 검사를 실시했다. 유해 에스트로겐 수치는 엄청나게 높은 반면 보호 에스트로겐 수치는 극도로 낮았다. 더구나 메틸화도 적절히 이루어지지 않고 있었다. 메틸화는 세포의 해독 능력을 나타내기 위해 사용하는 단어다. 메틸화가 제대로 이루어지지 않는 것은 갱년기 여성에게 문제가 될 수 있다. 독소가 세포 내부에 남아 장기적으로 손상을 일으키기 때문이다. 나는 메건의 검사 결과를 보면서 이렇게 생각했다. '여기 이 정보가 메건의 생명을 구할 수 있겠구나.' 메건은 유방암과 같은 호르몬성 질환으로 가는 기로에 있었다.

알고 보니 메건은 외식을 매우 좋아했고, 먹는 음식의 질은 신경 쓰지 않는 경우가 많았다. 그녀는 패스트푸드점을 자주 찾았다. 메건과 함께 DUTCH 검사 결과를 해석하면서, 당장 그녀의 식습관을 바꿔야 한다는 것이 분명해졌다. 식이를 정화하지 않는다면 유방암에 걸릴 확률이 높았다. 이 검사 결과가 얼마나 큰 힘을 갖고 있는지 보여주는 사례다.

다행히도 메건은 전력을 다하는 유형의 여성이었다. 메건은 DUTCH 검사 결과를 본 뒤 행동에 나섰다. 그녀는 식습관을 바꿨을 뿐만 아니라 내가 운영하는 여성 대사 리셋에 참여해 체중 감량을 위한 식사와 단식 방법을 배웠다. 그녀는 현재 40파운드(약 18킬로그램)를 감량했으며 그 어느 때보다 건강한 상태다. 특히 비교를 위한 DUTCH 검사에서 좋은 에스트로겐은 증가하고 유해한 에스트로겐은 감소하고 있는 것을 확인했다. 말 그대로 생명을 구하는 정보가 아닌가!

나는 DUTCH 검사에서 얻을 수 있는 정보를 대단히 신뢰하기 때문에 완경 전이든 완경 후든 모든 여성에게 이 검사를 받기를 추천한다. 여성들이 자신의 호르몬 프로필을 더 잘 이해하고 너무 늦기 전에 궤도를 수정한다면 수많은 고통을 끝낼 수 있다.

당신이 이 책을 최대한 활용하길 바란다. 나는 당신을 재미있게 만들 정보를 주려는 것이 아니다. 나는 이 책이 당신의 삶을 변화시킬 수 있기를 바란다. 다음 장을 읽으면서 호르몬 도구 상자를 어떻게 만들 수 있을지 생각해 보라. 내가 제시하는 도구는 단계별로 사용해야 한다. 한 단계를 마스터한 뒤 다음 단계로 넘어가는 것이다.

이 여정에 당신과 함께하게 되어 기쁘다. 당신은 놀라운 자기 치유력을 가진 몸 안에서 살고 있다. 당신의 몸은 당신에게 맞서는 것을 원하지 않는다. 당신의 몸은 당신과 함께 일하기를 원한다. 자신에 대한 믿음을 잃어서는 안 된다. 증상을 안고 살아야 한다고 말하지 말라. 당신은 그보다 더 강하다.

이후에 나오는 설명을 이해하려면 내가 여기서 말한 원칙을 유념해야 한다. 검사 후, 자신을 우선시하고, 치명적인 습관들을 바꾸기로 결심한 메건을 생각해 보라. 그녀는 라이프스타일을 바꿔 인생의 후반부를 건강하게 살 수 있었다. 갱년기에 자신의 호르몬을 이해하고, 자신을 우선시하며, 자신을 위한 도구 상자를 만드는 일은 생명을 구하는 소중한 작업이 될 수 있다.

이제 각각의 호르몬을 파악해 자신에게 가장 적합한 도구 상자를 만들어보기로 하자.

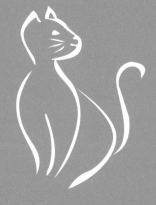

미안해! 프로게스테론, 당연하게 생각했어

사실 나는 갱년기를 겪기 전에는 호르몬에 대해 별로 생각해 본 적이 없다. 호르몬이 내게 주었던 즐거움, 그들이 내 건강에 어떤 도움을 주고 있었는지를 알지 못했던 것이다. 불안의 물결이 나를 찾아왔을 때에야 프로게스테론을 이해하려는 노력을 시도했다. 나는 이 눈부신 호르몬이 나를 안정시키고 내 몸을 편안하게 해줬다는 것을 깨닫지 못했다. 그 호르몬이 사라진 뒤에야 간절히 그것을 되찾고자 했다. 불안에 시달리던 어느 날, 차를 몰고 출근하는데 이런 생각이 떠올랐다. '나는 프로게스테론을 너무 당연하게 여겼구나! 그 호르몬은 내게 얼마나 큰 선물이었던가!' 이후 많은 여성들이 나처럼 호르몬이 건강한 생활에 어떤 기여를 하는지 전혀 모르고 있다는 것을 알게 되었다. 갱년기는 성호르몬이 급증하거나 급감하는 시기이므로 이들 호르몬이 어떤 일을 하는지 파악하는 것이 매우 중요한 데도 말이다.

나는 환자들에게 "호르몬 균형을 되찾고 나다운 나를 다시 느끼고 싶다면 갱년기 여정에 관여하는 호르몬에 대한 기본적인 이해가 필요하다"고 늘 이야기한다. 내 호르몬이 통제 불능 상태가 되었을 때 내가 한 일이 바로 이런 것이다.

지식이 곧 힘이라면 당시의 나는 무력했다. 나는 교과서를 다시 펴고 여성 생리학 입문 과정을 자세히 연구하기 시작했다. 다음 몇 페이지에 걸쳐 당신에게도 그 힘을 선사하고자 한다.

통제력을 되찾기 위한 첫 번째 단계는 어떤 호르몬이 어떤 증상에 영향을 미치는지 이해하는 일이다. 호르몬에 대한 기본적인 이해가 있으면 어떤 도구를 사용해야 하는지 알게 된다.

✦✦
호르몬에도 계급이 있다

호르몬 계층 구조를 살펴보는 것으로 시작해 보자. 모든 호르몬이 동등하게 창조되지 않았다는 사실을 알고 있는가. 특정 호르몬은 다른 호르몬보다 더 큰 힘을 가지고 있다. 이는 안나 카베카 박사가 자신의 책『호르몬 픽스』에서 강조하는 핵심 개념이다.

완경을 생각할 때 보통은 에스트로겐, 프로게스테론, 테스토스테론 이들 세 가지 성호르몬을 문제의 원인으로 생각한다. 이들 호르몬이 감소하면 해당 호르몬의 수치를 높이려고 노력하는 것이 타당해 보일 것이다. 그런데 이들 성호르몬에 강력한 영향을 미치는 다른 세 가지 호르몬이 있다. 이 세 가지 호르몬의 균형을 맞추지 않으면 성호르몬은 계속해서 감소할 것이고 다시는 예전의 자신을 되찾지 못할 것이다.

● 성호르몬에 영향을 미치는 호르몬들

재미있는 부분은 바로 여기다. 이 호르몬 위계의 맨 위에 있는 호르몬이 무엇일까? 바로 옥시토신이다. 이 호르몬이 무엇인지 알고 있는가? 엄마라면 아이를 처음으로 안았을 때 솟구치는 것이 이 호르몬이다. 얼마나 믿기 힘든 느낌이었는지 기억하는가? 사랑에 빠져본 적이 있는가? 옥시토신은 사랑하는 사람을 볼 때마다 내면에서 놀랍고 근사한 느낌을 주는 호르몬이다. 동물을 좋아하는가? 무엇이 반려동물을 끌어안고 있을 때 평온하고 느긋한 느낌을 줄까? 옥시토신이다.

옥시토신은 최상위 호르몬이다. 우리 호르몬 설계의 아름다운 부분은 옥시토신이 호르몬 먹이 사슬의 꼭대기에 있다는 점이다. 옥시토신이 많이 분비되면 성호르몬의 균형을 맞추는 데 큰 진전을 볼 수 있다. 대단하지 않은가?

그 바로 밑에 있는 호르몬은 코르티솔이다. 그렇다, 그 무서운 코르티솔. 이 호르몬은 매번 건강이 궤도에서 벗어나게 하는 호르몬이다. 코르티솔은 우리가 싫어하는 뱃살을 만들고, 혈당 스파이크*를 낳고, 새벽 2시에 뜬금없는 위험 신호를 보내 잠을 깨운다. 스트레스 상황에 처했거나 스트레스를 받고 있다고 인식할 때마다 당신의 몸은 상당한 양의 코르티솔을 분비한다. 코르티솔은 즐거운 여가 시간을 보내고 있는 데도 그 활동이 과도할 때 역시 분비된다. 코르티솔은 쫓기는 여성의 호르몬이다.

이 호르몬은 성호르몬에 매우 강력한 영향을 미친다. 때문에 나는 이 장 전체를 할애해 그 균형을 찾는 데 도움을 줄 생각이

---

* 혈당 스파이크(Blood Sugar Spike): 혈당치가 짧은 시간 내에 급격히 상승하는 현상을 말한다. 일반적으로 고탄수화물 식품을 섭취했을 때 발생한다. 혈당 스파이크가 자주 발생하면 인슐린 저항성을 유발할 수 있으며, 이는 당뇨병과 같은 대사성 질환의 위험을 증가시킬 수 있다.

갱년기 리셋, 봄을 되찾다!

다. 나는 갱년기라는 전환점에 내몰린 수천 명의 여성들을 도왔다. 핵심은 코르티솔 급증을 줄이는 것이었다. 코르티솔을 조절하지 못하면 체중이 이유 없이 증가하거나 숙면을 취하기 힘들어 신체의 안정감과 조화를 이루기 어렵기 때문이다.

코르티솔 아래에는 인슐린이 있다. 인슐린은 제대로 작동할 때 혈당을 조절하고 대사를 원활하게 하여 체중 감량에 도움이 되는 호르몬이다. 하지만 문제가 생기면 오히려 살을 찌우는 호르몬이다. 인슐린은 음식을 섭취하면 췌장에서 분비된다. 당이 많은 식사를 할수록 더 많은 인슐린이 분비된다. 당분과 탄수화물이 많은 식단을 유지하면 인슐린이 계속 분비된다. 고탄수화물 식이로 인해 인슐린이 과다 분비되고 그로 인해 인슐린 저항성이 생기면 잉여 당을 지방 세포에 저장한다. 이것이 살이 찌는 과정이며 이렇게 저장된 지방을 에너지원으로 소비하지 않는 한 몇 년이고 그대로 축적된 상태로 남아 있는 것이다.

『비만 코드 The Obesity Code』의 저자 제이슨 펑 Jason Fung 박사는 살이 찌는 것이 칼로리 섭취와 칼로리 소모의 문제만이 아님을 처음으로 알린 의사다. 살이 찌는 것은 호르몬의 문제다. 갱년기에 체중 감량 문제로 어려움을 겪고 있다면 우리 몸 곳곳에 저장된 지방을 연료로 사용할 수 있는 방법을 찾아야 한다. 식단을 바꾸는 것만으로는 충분치 않다. 이것이 바로 내가 갱년기를 겪는 모든 환자에게 단식 라이프스타일을 채택하도록 하는 이유다. 다음 〈여섯 걸음〉에서 그 상세한 방법을 설명할 것이다.

이제 성호르몬의 차례다. 성호르몬은 호르몬 위계의 맨 아래에 있어서 앞서 이야기한 호르몬들로부터 극적인 영향을 받는다. 갱년기에 가장 큰 영향을 미치는 세 가지 성호르몬은 에스트로겐, 프로게스테론, 테스토스테론이다.

● 에스트로겐

에스트로겐부터 시작하기로 하자. 에스트로겐은 부당한 비난을 받고 있는 것 같다. 젊었을 때는 월경 전의 변덕스러운 기분을 에스트로겐 탓으로 돌렸을 것이다. 우리 사회는 에스트로겐을 예민한 감정이나 유방암과 같은 질병을 만드는 악당으로 취급한다. 하지만 에스트로겐이 나쁘기만 한 것은 아니다. 에스트로겐은 여러 가지 방식으로 우리에게 도움을 준다. 대부분의 경우 에스트로겐은 월경 주기 12일 차에 체내에서 급증하며 난소에 성숙한 난자를 방출하라는 신호를 보낸다. 에스트로겐은 난자가 준비되도록 하는 데 중요한 역할을 한다. 적절한 양의 에스트로겐이 없으면 임신을 할 수 없다.

에스트로겐은 당신을 아름답게 만드는 일도 한다. 당신 몸의 멋진 설계로 돌아가 보자. 에스트로겐이 급증하고 난자가 방출되면 몸은 아기를 만들 준비를 갖춘다. 에스트로겐은 짝을 지을 수 있도록 당신을 최대한 매력적으로 만든다. 머리카락이 건강해지고, 피부가 매끄럽고 탱탱해지며, 엉덩이에 살이 붙어서 아기를 품을 준비가 된 것처럼 보이게 만든다는 의미다. 믿거나 말거나 허리 대 엉덩이 비율이 우리를 더 매력적으로 보이게 한다고 한다. 에스트로겐은 또한 질 점막을 매끄럽게 하는 데도 중요한 역할을 한다. 이 역시 생식을 위해서다.

이렇게 장점을 모두 언급했으니 이번에는 에스트로겐의 어두운 면도 알아보자. 앞서 에스트로겐에는 세 가지 유형(대사산물)이 있다고 이야기했다. 하나는 보호의 성격을, 둘은 파괴적인 성격을 띤다. 파괴적인 에스트로겐 생성을 허용하고 보호적인 에스트로겐에 영양을 공급하지 않는 것은 자신을 유방암과 난소암과 같은 호르몬 의존성 암이 발생할 위험에 빠뜨리는 행위다. 〈일곱 걸음〉에서는 좋은 에스트로겐을 만들려면 어떻게 먹어야 하는지, 〈아홉 걸음〉에서는 나쁜 에스트로겐을 축적하지 않는 방법은 무엇인지 다룰 것이다.

● 프로게스테론

다음은 오랫동안 당신의 친구였던 프로게스테론이다. 호르몬이 디즈니 영화라고 한다면, 에스트로겐은 모든 주목을 독차지하는 사악한 이복언니이고, 프로게스테론은 인정도 받지 못한 채 궂은 일을 도맡는 신데렐라다. 나는 이 놀라운 성호르몬이 사라지기 시작할 때까지 그 고마움을 제대로 알지 못했다. 갱년기에 접어들면서 프로게스테론이 급감하자 월경 주기가 불규칙해지고, 불안해지며, 신체적인 안정감을 찾을 수 없게 되었다.

프로게스테론은 생리 주기 21일째부터 존재감을 확실히 드러낸다. 매달 자궁 내막이 벗겨져 출혈이 생기게 하는 것이 프로게스테론이다. 프로게스테론은 마음을 차분하게 만든다. 또한 에스트로겐이 문제를 일으키는 것을 억제한다. 에스트로겐과 프로게스테론은 반비례 관계에 있다. 프로게스테론이 감소하면 에스트로겐이 통제 불능 상태가 될 수 있다. 에스트로겐과 프로게스테론의 균형을 맞추는 것은 많은 갱년기 증상을 저지하는 열쇠다.

프로게스테론 부족은 갱년기 여성에게 종종 문제를 일으킨다. 생리 예정일 며칠 전부터 간헐적인 출혈이 시작된다면 프로게스테론이 부족한 것이다. 생리 때 출혈이 지나치게 많은 경우도 마찬가지 이유다. 갱년기 여성의 프로게스테론 수치가 낮은 것은 30~40대에 겪는 스트레스 때문이다.

갱년기를 거치는 많은 여성들이 프로게스테론 수치의 감소를 경험한다. 이는 DHEA라는 스테로이드 호르몬의 수치가 낮아지기 때문이다. DHEA는 일련의 화학 반응을 통해 프로게스테론, 테스토스테론, 코르티솔을 생성한다. 언제나 당신의 몸은 다른 어떤 것보다도 스트레스를 우선시하기 때문에, 스트레스가 많은 상태로 긴 시간을 보냈다면 코르티솔을 만들기 위해 DHEA 사용량이 증가하여 DHEA 저장량이 현저히 감소했을 것이다. DHEA 저장량 부족으로 인해 프로게스테론과 테스토스테론 수치가 모두 낮아지는 것이다.

이런 때에는 정확한 DHEA 수치를 알려주는 DUTCH 검사와 같은 포괄적인 호르몬 검사가 도움이 된다. DHEA 수치를 높이면 프로게스테론을 더 많이 만들 수 있다.

● 테스토스테론

마지막은 테스토스테론이다. 테스토스테론은 남성 호르몬이라고 생각할지 모르겠지만, 여성에게도 매우 유용한 호르몬이다. 테스토스테론은 성욕, 동기 부여, 근육 형성이라는 세 가지 중요한 영역에서 도움을 준다. 테스토스테론은 성욕을 자극한다. 또한 꿈을 좇을 동기를 부여하거나 운동을 할 추진력을 부여하기도 한다. 체내 테스토스테론 수치가 높으면 나이가 들어도 쉽게 근육을 유지할 수 있다. 그렇기 때문에 테스토스테론 부족은 갱년기 증상의 중요한 원인이 될 수 있다. 갱년기 여성에게 나타나는 일련의 전형적인 증상은 성욕 저하, 운동 욕구 부족, 눈에 띄는 근육 손실이며 이는 테스토스테론의 문제다.

갱년기 여정에서 주요 호르몬의 작용을 이해했으니 이번에는 이런 호르몬의 위계가 어떻게 작용하는지 알아보자. 스트레스가 증가하면 코르티솔이 증가한다. 코르티솔이 증가하면 혈당도 높아진다. 혈당이 높아지면 인슐린이 증가한다. 이때부터 우리 몸은 평소보다 더 빨리 지방을 저장하기 시작한다. 높은 코르티솔과 인슐린 수치는 성호르몬의 감소를 가속화하여 불면증, 탈모, 불안, 열감, 브레인 포그, 체중 증가, 성욕 저하, 질 건조증, 근육 손실을 일으킨다. 익숙하지 않은가?

갱년기 리셋, 봄을 되찾다!

킴벌리 이야기

. . . .

정확히 이런 시나리오가 내 환자인 킴벌리에게 펼쳐졌다. 그녀는 근육 피로, 성욕 감퇴, 불면증, 이유 없는 체중 증가, 불안감 등의 초기 갱년기 증상으로 나를 찾아왔다. 40세가 되면서 그녀는 즐거움을 잃었다. 늘 긴장 상태였고 금방이라도 위기가 닥칠 것만 같은 느낌 속에서 살아야 했다. 스트레스 수준이 극도로 높았다. 그녀는 실리콘밸리 하이테크 기업에서 장기간 부담이 큰 일을 했다. 일하지 않는 시간에는 두 아이를 돌봐야 했다. 킴벌리는 쫓기는 여성의 전형이었다.

어느 날 건강이 나빠진 것 같은 느낌이 든다는 킴벌리의 이야기를 들은 친구가 간헐적 단식에 대해 알려주었다. 엔지니어였던 그녀는 단식하는 방법과 그것이 효과가 있는 이유를 정확하게 알고 싶었다. 유튜브에서 단식에 대한 나의 동영상을 발견하고 간헐적 단식을 자신의 일상에 적용해 보기로 마음먹었다. 몇 주 만에 체중이 감소했고, 오후에 활력이 급격히 떨어지는 일도 없어졌다. 이런 결과에 크게 고무된 그녀는 다음 단계로 넘어가 먹는 것에도 신경을 쓰기로 결심했다. 그때 킴벌리가 발견한 것이 나의 28일 호르몬 리셋 프로토콜이었다(<일곱 걸음>에서 이 프로토콜에 대해 이야기할 것이다).

이 두 가지 주요 변화는 인슐린 수치의 균형을 되찾아 주었다. 건강이 서서히 회복되었다. 하지만 근력 저하, 성욕 저하, 불안 증상은 개선되지 않았다. 그녀가 내게 연락한 것은 그때였다. 나는 DUTCH 검사를 실시했고, 그녀의 스트레스 수치가 너무 높아서 부신이 엄청나게 고갈된 것을 발견했다. 그녀의 코르티솔 수치는 온통 뒤죽박죽이었고, DHEA와 테스토스테론 수치는 엄청나게 낮았다. 이것이 증상이 지속되는 원인이었다.

호르몬 위계의 구조 내에서 어떤 변화가 일어났는지 살펴보자. 킴벌리는 인슐린 관리부터 시작했다. 그러나 인슐린 수치의 균형을 되찾는 것만으로는 테스토스테론 수치가 낮은 문제를 해결할 수 없었다. 코르티솔 수치의 균형을 다시 찾아야 했다. 이것이 바로 우리가 함께한 작업이다. 부신을 지원하고, DHEA 수치를 회복시키고, 코르티솔 수치를 조절하자 그녀는 자기다운 모습을 되찾기 시작했다. 불안이 사라지고, 근력이 회복되고, 성욕도 되살아났다.

킴벌리의 이야기에서 가장 근사한 부분은 성욕이 되돌아오면서 옥시토신을 더 많이 얻게 되었다는 점이다. 호르몬의 전체 그림 속에 옥시토신이 많아지면 코르티솔 수치를 균형 있게 유지하는 일이 더 쉬워진다. 그렇게 코르티솔의 균형을 유지하면 단식이 훨씬 쉬워진다. 이는 다시 인슐린 수치를 낮춘다. 옥시토신이 급증하고, 코르티솔이 균형을 이루고, 인슐린 수치가 낮아지면 테스토스테론 수치를 높게 유지할 수 있다.

이 모든 것이 어떻게 맞물려 있는지 알겠는가? 퍼즐과 마찬가지다. 퍼즐을 푸는 방법만 알아내면 갱년기 증상을 좀 더 쉽게 관리할 수 있다는 느낌을 받게 될 것이다.

갱년기 리셋, 봄을 되찾다!

호르몬의 전체적인 그림은 각자 다르다. 인슐린을 조절하는 것만으로는 모든 갱년기 증상이 해결되지 않는다는 점을 유념하라. 앞으로 몇 개 장에 걸쳐 일관적으로 이야기할 내용들이 결국 각자의 개별적인 호르몬 퍼즐을 맞추는 방법이라는 점을 명심하라.

자, 이제 소매를 걷어붙이고 호르몬의 균형을 찾아보자.

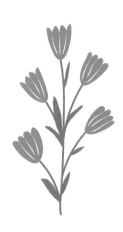

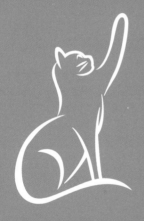

갱년기 극복의 열쇠, 단식과 자가 포식

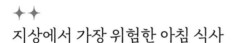

✦✦ 지상에서 가장 위험한 아침 식사

아침 식사가 하루 중 가장 중요한 식사라고 배웠던 것을 기억하는가? 아침을 많이 먹을수록 대사가 빨라진다고 배운 기억은? 나는 이 두 가지 주장에는 과학적 근거가 없다는 것을 꼭 밝혀두고 싶다. 믿거나 말거나, 아침 식사가 하루 중 가장 중요한 식사라는 것은 1970년대에 켈로그Kellogg가 신제품 콘플레이크Corn Flakes를 홍보하기 위해 내놓은 광고 슬로건에 불과하다. 그리고 하루에 6~8회 적은 양의 식사를 하면 대사가 빨라진다는 주장

또한 과학적으로 입증된 적이 없다.

체중 감량의 열쇠는 모두 하나의 호르몬, 즉 인슐린에 있다. 인슐린 균형은 건강을 유지하는 필수 조건이다. 믿기 힘들겠지만, 인슐린은 균형을 찾기가 가장 쉬운 호르몬이다. 식사할 때마다 그리고 단식을 할 때마다 인슐린 수치를 통제할 수 있다. 언제, 무엇을 먹어야 할지 이해하기 시작하면 인슐린 수치의 리셋은 매우 간단한 과제가 된다. 이 장에서는 먹는 시간을 바꿔 인슐린의 균형을 가장 잘 찾을 수 있는 방법을 배울 것이다.

인슐린이 우리 몸에서 어떻게 작용하는지 더 잘 이해하기 위해 원시 조상들이 어떻게 살았는지 생각해 보자. 오늘날의 우리는 엄청난 기술 발전을 이룬 현대적 세상에서 살고 있지만, 우리 몸의 설계는 기본적으로 석기 시대나 지금이나 다를 바가 없다.

원시 시대의 혈거인들은 매일 음식을 먹을 수 없었다. 겨울철에는 며칠을 음식 없이 지내는 경우도 흔했다. 우리 몸은 음식 없이도 일정 기간 생존할 수 있도록 프로그래밍되어 있다. 대부분의 경우 혈거인들은 먹거리가 없는 상태로 일어나서 사냥하거나 채집을 해야만 먹을 수 있었다. 아침에 음식을 얻지 못하면 혈당은 떨어졌다. 혈당이 떨어지면서 인슐린 수치도 떨어졌다. 그러나 이것은 당장 그들의 생존을 위협하는 요인은 아니었다.

그들의 몸에는 케톤이라는 대체 연료 공급원이 내장되어 있었기 때문이다. 혈당과 인슐린 수치가 충분히 낮아지면 간은 케톤을 만들기 시작했다. 케톤은 뇌로 이동해 그들을 더 기민하게 만들고, 에너지를 공급하고, 관절의 염증을 줄여 준다. 이 모두는 한 가지 목적, 즉 음식을 구할 에너지를 보충해 주기 위함이다.

시간을 빨리 돌려 오늘날의 세상으로 가보자. 우리는 음식을 찾으러 갈 필요가 없다. 우리는 아침 식사가 하루 중 가장 중요한 식사라고 배워 왔고, 아침을 많이 먹을수록 대사가 빨라진다는 말을 들어 왔다. 하지만 이는 사실과 거리가 먼 내용들이다. 당신의 몸은 수천 년전 원시인의 몸과 동일하게 설계되어 있다. 원시인과 마찬가지로 섭식-기근의 순환에 맞춰진 몸이라는 뜻이다. 그런데 이 설계를 거스르는 많은 여성들의 몸에서는 하루 종일 인슐린이 분비된다. 음식을 입에 넣을 때마다 당신은 췌장에 인슐린을 만들라는 신호를 보내고 있는 것이다. 하루 종일 음식을 먹는 것은 인슐린 저항성으로 가는 지름길이다. 췌장은 계속 인슐린을 생산하지만, 언제부턴가 세포가 전달된 인슐린의 양을 따라잡지 못해 내성이 생긴다. 인슐린 양을 조절해야 하는 이유가 여기에 있다.

인슐린 수치를 조절하는 첫 번째 단계는 식사 빈도를 바꾸는 것이다. 생각보다 쉬운 일이다. 나는 환자와 처음 만나면 다른 어떤 일보다 앞서 식사 시간을 정한다. 하루 종일 먹으면서 지속적인 인슐린 급등을 일으키는 상태에서 섭식-기근의 사이클로 바꾸기 위해서다. 이것이 몸이 설계된 방식에 더 잘 맞는 방법이다.

섭식-기근 주기에 생소한 사람이라면 다음과 같은 사고방식을 갖길 바란다. 24시간을 금식하는 시간과 식사하는 시간으로 나누어야 한다. 지금까지는 아마 잠을 자는 동안만 단식을 했을 것이다. 그것은 음식을 먹지 않는 시간이 6~8시간에 불과하다는 뜻인데, 인슐린 수치를 떨어뜨리기에는 부족하다. 인슐린 저항성을 개선하거나 케톤 분비를 위해서는 더 긴 시간이 필요하다.

'간헐적 단식'을 시도해 보길 권한다. 처음으로 시도할 간헐적 단식은 13~15시간 동안 음식 없이 지내는 것이다. 너무 벅찬 일처럼 보이는가? 쉽게 해낼 수 있는 방법이 있다. 간헐적 단식의 가장 쉬운 첫 단계는 아침 식사를 한 시간 미루는 것이다. 내가 치료하는 많은 여성들이 이 첫 단계를 어렵게 여긴다. 이런 변화를 주면 처음에는 어지럽고 배가 고프고 살짝 짜증이 날 수도 있다. 당신은 아침 식사에 익숙하도록 살아왔지만 아침 식사는 우리 몸의 설계에 반하는 것이었다는 사실을 기억해야 한다. 원시의 설계에 반하는 생활은 기분이 어떤지, 얼마나 많은 지방을 저장하는지, 성호르몬을 얼마나 많이 만드는지에 큰 영향을 미친다. 설계

된 방식에 맞춰 몸을 대하면 몸이 얼마나 빨리 치유되는지 보게
될 것이다.

아침 식사를 한 시간 미루는 데 익숙해지면, 이제 두 시간 미
루는 것을 시도해 본다. 익숙해질 때까지 몇 주간 이어가도록 한
다. 해당 단계의 단식이 쉬워지면 매일 15시간 동안 음식 없이 지
내는 것이 편안히 느껴질 때까지 식사 시간을 계속 미뤄 나간다.

최근 〈뉴잉글랜드 의학 저널New England Journal of Medicine〉은 간헐
적 단식에 대한 연구를 검토하고 이런 단식 방식이 신체에 놀라
운 치유 효과를 준다는 판단을 내렸다. 간헐적 단식 생활을 채택
하면 다음과 같은 효과를 볼 수 있다.

- 노화를 늦추고 기억력을 개선한다.

- 인슐린 저항성을 개선한다.

- 체중 감량을 돕는다.

- 알츠하이머병, 치매와 같은 신경 퇴행성 질환을 예방한다.

- 암을 예방한다.

- 관절염을 줄이고 천식 증상을 역전시킨다.

- 자가 면역 질환의 진행을 늦춘다.

- 수명을 연장한다.

간헐적 단식은 갱년기의 여성들에게 게임 체인저*가 될 수 있다. 내가 어떤 음식을 먹는지 살펴보기 전에 간헐적 단식부터 시작하길 권하는 것도 이런 이유에서다. 다음 장에서 이에 대해 더 자세히 설명할 것이다.

간헐적 단식의 삶을 채택하면 단식 라이프스타일을 구축하는 방법을 배우는 것이 정말 재미있어진다. 소셜미디어에서 나를 팔로우하는 사람이라면 내가 7가지 단식 스타일을 가르치고 있다는 사실을 알고 있을 것이다. 각 단식은 건강에 각기 다른 영향을 미친다. 내가 가르치는 7가지 단식은 간헐적 단식, 24시간 단식(저녁부터 다음 날 저녁까지의 단식), 36시간 단식, 자가 포식 단식, 단식 모방 다이어트, 건식 단식, 3~5일 물 단식이다.

★ ★
간헐적 단식

위에서 설명한 것이 바로 간헐적 단식이다. 목표는 섭식-기근 주기로 이동하는 것이다. 간헐적 단식은 13~15시간 동안 음식

---

* 게임 체인저(Game Changer): 상황 전개를 완전히 바꿔놓는 사람 또는 아이디어나 사건 등을 의미.

없이 지내는 것으로 궁극적으로는 이런 유형의 단식을 삶의 방식으로 만들어야 한다.

간헐적 단식은 오스미 요시누리(大隅良典) 박사에 의해 대중화되었다. 그는 자가 포식(Autophagy)을 발견해 2015년 노벨 생리의학상을 수상했다. 우리 몸은 음식을 섭취하지 못해 혈당이 떨어지면 자가 포식 시스템이 작동한다. 세포가 수명을 다한 세포질 및 합성 과정에 사용한 단백질 등 불필요한 찌꺼기들을 분해해 에너지를 만드는 것이다. 자가 포식으로 세포는 세포 내부에서 역기능을 하는 요소들을 교정한다.

간헐적 단식을 통해 일어나는 또 다른 호르몬 변화는 성장 호르몬의 생성이다. 성장 호르몬은 노화를 늦추고 지방 연소를 돕는 놀라운 호르몬이다. 그런데 실망스럽게도 우리 몸은 30세 전후가 되면 더 이상의 신체 성장이 필요없다고 판단해서 성장 호르몬 생성을 급격히 줄인다. 따라서 이 시기부터 서서히 노화 과정이 시작된다. 연구를 통해 간헐적 단식이 성장 호르몬을 생성하도록 한다는 것이 입증되고 있다. 간헐적 단식만으로도 성장 호르몬 생성이 1,300퍼센트까지 늘어난다.[1]

간헐적 단식은 갱년기 여성에게 큰 선물이다. 내가 간헐적 단식을 출발점으로 삼길 바라는 것도 그 때문이다. 간헐적 단식만으로도 체중 감량은 물론이고 활력이 생기고 정신이 맑아지는 즉각적인 결과를 경험할 수 있다. 킴벌리의 사례를 떠올려 보라 (79쪽 참조).

호르몬 균형을 찾기 위한 첫 번째 단계는 간헐적 단식으로 인슐린을 통제하는 것이었다. 이 단계는 킴벌리의 건강에 큰 영향을 주었다. 첫 단계에 익숙해지고 어느 정도 진전이 나타나자 다음 단계로 나아가고자 하는 동인이 되었다. 이런 이유로 간헐적 단식이 그렇게 강력한 힘을 발휘하는 것이다.

✦✦
24시간 단식

간헐적 단식에 익숙해지면 24시간 단식(저녁부터 다음 날 저녁까지의 단식)이라는 목표를 달성해 보도록 한다. 많은 사람이 이런 단식 스타일을 '1일 1식'이라고 부른다. 저녁부터 저녁까지의 단식에는 여러 가지 이점이 따른다. 내가 가장 높이 사는 장점은 장을 복구하는 뛰어난 방법이라는 점이다. MIT의 연구에서 24시간 공복이 우리 몸에 장 줄기세포 생성을 자극한다는 사실이 입증되었다.[2] 이들 줄기세포는 장내 점막의 손상을 복구하는데 장 질환을 앓

갱년기 리셋, 봄을 되찾다!

는 사람에게 매우 요긴한 혜택이다. 〈여덟 걸음〉에서 배우게 되겠지만, 우리 몸에는 에스트로겐을 분해하는 일련의 박테리아가 있다. 저녁부터 저녁까지의 단식은 장내 지형을 바꾸고 이런 박테리아들이 번성하는 데 도움을 준다.

또한 24시간 단식은 인슐린 수치를 더 오랫동안 낮게 유지해 신체가 오래전에 저장해 둔 당분과 인슐린을 찾아 나서도록 한다. 그래서 24시간 단식이 매우 쉽고 유익하다고 생각해 매일 하루 한 끼만 먹는 사람이 많이 있다. 하지만 나는 이 단식을 매일 하는 것을 권장하지 않는다. 환자들이 얼마나 집중적인 치유 반응을 원하는지에 따라 일주일에 1~3회 정도 실시하는 것을 권한다.

✦✦
36시간 단식

인슐린 저항성을 극복하고자 할 때 의지할 수 있는 단식이다. 나는 간헐적 단식과 24시간 단식에 익숙해졌으며 더 확실한 체중 감량을 원하는 환자에게 36시간 단식을 추천한다. 음식을 먹지 않는 시간이 길어지면 우리 몸은 오래전 저장해 둔 것을 꺼내 쓰게 되어 있다. 그래서 체중 감량이 원활하지 않은 환자들에게는 눈에 띌 정도로 감량이 될 때까지 36시간 단식을 일주일에 한 번씩 하도록 권한다.

믿기 어려운가? 나는 페이스북에 리셋터 컬래버레이티브^{Re-setter Collaborative}라는 무료 단식 그룹을 만들어 한 달에 한 번씩 단식 훈련 주간을 운영한다. 이 그룹에서는 단식을 경험하는 과정에 있는 세계 전역의 사람들이 서로를 응원하는데 나는 건강을 리셋하려는 의욕이 충만한 이들을 리셋터라고 부른다. 나는 매달 다른 스타일의 단식을 가르치며, 많은 리셋터들이 이 주간에 36시간 단식과 같은 장기 단식을 한다. 매달 우리와 이 훈련 주간을 함께 하는 리셋터들은 계속해서 체중 감량의 성공 사례를 목격하고 있다.

✦✦
자가 포식 단식

자가 포식 단식은 두 가지 이유에서 내가 가장 선호하는 단식이다. 우선, 사람들이 대단히 좋은 결과를 본다. 둘째, 실행이 상당히 쉽다. 오스미의 연구에서 자가 포식에는 스위트 스폿이 있는 것으로 확인되었다. 17시간에서 72시간 사이의 어딘가에서 자가 포식이 일어난다는 것이다. 이 정도의 시간 동안 단식을 하면 세포는 대대적인 복구에 들어간다. 이는 노화 과정의 속도를 늦추고, 관절의 염증을 줄이고, 체중 감량을 자극하는 데 대단히 효과적이다.

자가 포식을 자극하는 두 가지 요건이 있다. 하나는 최소 17시간(원한다면 그 이상도 가능하다) 단식을 하는 것이고, 다른 하나는 단백질 섭취를 하루 20그램 이하로 유지하는 것이다. 이 두 가지 원칙을 결합하면 자가 포식을 자극하고 몸이 스스로를 복구하도록 할 수 있다.

✦✦
단식 모방 다이어트

단식 모방 다이어트FMD(Fasting Mimicking Diet)는 서던캘리포니아 대학교의 발터 롱고Val-ter Longo 박사에 의해 대중화되었다.[3] 그는 칼로리 섭취를 800~1,000칼로리로 유지하고, 동물성 단백질을 피하고, 단백질 섭취를 20그램 미만으로 유지하면 줄기세포를 자극할 수 있음을 발견했다. 그의 연구는 제1형과 제2형 당뇨병 환자 모두를 대상으로 했다. 그는 이 요건을 5일간 연속하여 지키고 3개월 동안 유지하면(한 달에 5일 식단 1회, 세 달 유지) 신체가 손상된 췌장 세포를 복구하는 데 충분한 줄기세포를 만드는 것을 발견했다. 멋지지 않은가?

그의 연구가 처음 발표되었을 때는 어떤 음식을 섭취하게 하고, 어떤 금식 요건을 적용했는지 그 기준을 파악하기가 어려웠다. 다행히도 그는 현재 자신이 사용한 식품을 대중에게 공개하고 있다. 이 단식 모방 다이어트 프로그램의 이름은 프롤론ProLon®이다. 나는 장기 단식의 이점을 얻고 싶지만 3~5일의 장기 단식을 원치 않는 환자들에게 프롤론을 권한다.

프롤론은 캐시와 같이 단식이 힘겨운 사람들에게 대단히 유용하다. 그녀는 13시간 이상 단식을 하면 어지러움을 느꼈다. 전날 좋은 지방 섭취를 늘리고, 탄수화물 섭취를 줄이고, 아침 식사 시간을 천천히 한 시간씩 미루는 등 내가 추천하는 모든 단식 요령을 시도했는데도 아무 효과가 없었다. 그래서 5일 동안의 프롤론을 추천했더니 효과가 있었다. 그것은 단식 라이프스타일로 들어가는 관문이었다. 프롤론으로 5일간 단식을 경험하고 나자, 그녀는 자가 포식 단식이나 36시간 단식 같은 더 긴 단식으로 쉽게 넘어갈 수 있게 되었다.

✦✦
건식 단식

건식 단식Dry Fasting에 대해서는 많은 괴담과 소문이 있다. 그래서 건식 단식이란 어떤 것이며, 어떤 것이 건식 단식이 아닌지를 명확히 밝혀두고자 한다. 건식 단식은 12~24시간 동안 음식과 물 없이 지내는 것을 말한다. 이런 스타일의 단식에 대한 유일한 연구는 라마단**에 무슬림 커뮤니티를 대상으로 실행한 연구다. 건식 단식에는 주요한 치유 효과 몇 가지가 있다.

첫째, 건식 단식은 뇌 유래 신경 영양 인자BDNF(Brain-Derived Neuro-Trophic Factor)를 생성하도록 신체에 신호를 보낸다. 이것은 뇌에 비료를 주는 것과 같다. 뇌 속에서 새로운 뉴런의 성장을 도와 기억력과 학습 능력을 증진시킨다.

둘째, 건식 단식에 따르는 또 다른 효과는 염증을 낮추는 것이다. 이는 관절염이나 만성 통증으로 고생하는 갱년기 여성에게 유용하다.[4]

셋째, 콜레스테롤 균형에 도움을 주는 것이다. 연구에 따르면 건식 단식은 HDL(좋은 콜레스테롤)을 증가시키고 LDL(나쁜 콜레스

** 라마단(Ramaḍān): 이슬람교에서, 단식과 재계(齋戒)를 하는 달. 이슬람력의 아홉 번째 달로, 해가 뜰 때부터 해가 질 때까지 식사, 흡연, 음주, 성행위 따위를 금한다.

테롤)을 감소시킨다.[5]

넷째, 갱년기 여성이 건식 단식에서·얻을 수 있는 마지막 혜택은 골다공증 예방이다. 간헐적 건식 단식을 하는 동안 우리 몸은 부갑상샘 호르몬PTH(Parathyroid Hormone)이라는 호르몬을 분비한다. PTH는 뼈의 재흡수와 뼈 형성을 돕고 혈중 칼슘 수치를 높인다.[6]

건식 단식은 뛰어난 장점만큼이나 주의할 점도 있다. 우선, 24시간 이상의 건식 단식은 권장하지 않는다. 우리 몸은 물 없이 며칠을 버티도록 설계되어 있지 않기 때문이다. 많은 사람이 하루 동안의 건식 단식이 3일 동안의 물 단식과 같은 효과를 준다고 여기지만 어디에서도 그 근거를 찾을 수 없었다. 건식 단식은 장기간의 물 단식을 대체할 수 없다. 다만, 내 환자들의 경우 24시간 물 단식을 할 때보다 같은 시간 건식 단식을 할 때 종종 더 깊은 키토시스***에 들어가는 것을 보게 된다.

내 환자들 중에는 단식을 너무 좋아해서 어떤 것이 최고의 결과를 주는지 확인하기 위해 어려 종류의 단식을 시도해 보는 사람들이 많다. 건식 단식에 대해 불안하게 생각하는 사람들도 있

*** 키토시스(Ketosis): 케톤체로 대사를 하는 상태, 즉 지방 연소 시스템이 가동되는 상태를 말한다.

갱년기 리셋, 봄을 되찾다!

다. 하지만 이미 완경 상태로 골다공증을 걱정하던 카렌은 골밀도에 가장 도움이 되는 단식을 원했다. 그녀는 내 웹사이트에서 부갑상샘 생성을 자극하는 건식 단식에 대한 연구를 읽고 시도해 보고 싶다는 의욕을 느꼈다. 그녀는 내 권유를 받아들여 우선 12시간의 건식 단식을 시작했다. 매주 한 번씩 12시간 건식 단식을 하던 그녀는 몇 주 뒤 건식 단식에 익숙해지자 단식 시간을 24시간으로 늘리기로 마음먹었다. 3개월 동안 매주 건식 단식을 한 뒤 그녀는 체중이 더 빨리 감소하고, 정신이 맑아졌으며, 골밀도 검사로 골밀도가 개선되었음을 확인할 수 있었다. 단식의 기적이다!

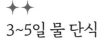
3~5일 물 단식

물 단식은 모든 단식의 여왕이다. 3일 이상 음식을 먹지 않고 물만 마신다는 것에 겁이 날 수도 있지만 기적과 같은 경험이 될 수도 있다. 발터 롱고 박사는 최근 몇 년 동안 이 단식을 대중화시킨 인물이다. 그는 항암 화학 요법을 받은 암 환자들이 3일 동안 음식 없이 지낼 경우 면역 체계 전체를 재부팅시킬 수 있다는 사실을 발견했다. 물만 마시면서 3일 이상을 보내고 나면 백혈구, 보조 T 세포, CD4 세포와 같이 지치고 효과가 떨어진 면역 세포들이 재생된다. 이런 재생 과정은 줄기세포의 분비로부터 발생한다. 나는 암을 예방하고 싶거나, 손상된 신체 부위를 복구하고 싶거나, 더 확실한 세포 리셋을 원하는 환자들에게 이 단식을 권한다. 3~5일 물 단식을 1년에 두 차례 정도 실천하면 노화가 늦춰지고, 대사가 원활해지며, 면역 체계가 재부팅되고, 손상된 뇌세포가 재생되는 기적을 경험할 수 있다.

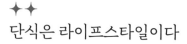

단식은 라이프스타일이다

이런 단식들을 언제 이용해야 할지는 어떻게 결정해야 할까? 그것이 내가 이것을 '단식 라이프스타일'이라고 부르는 이유다. 궁극적으로 나는 당신이 일곱 가지 단식 방법을 모두 파악하고 편안하게 이용할 수 있기를 바란다. 일부 단식 방법은 단식을 처음 시도하는 사람들에게 부담스러울 수 있다는 점도 알고 있다. 하지만 수많은 연구 결과들이 단식의 치유 효과를 분명하게 보여준다. 갱년기를 겪는 당신에게는 추가적인 치유가 필요하다.

완경기는 중추적인 시기다. 주기적인 단식의 방법을 배우면 노화 과정을 극적으로 늦출 수 있다.

내 환자들 대부분은 일주일 단위의 주기적인 단식을 한다. 시작할 때는 5-1-1 방식이 좋다. 일주일에 5일은 13~15시간 간헐적 단식을 하고, 일주일에 하루는 저녁부터 저녁까지 24시간의 좀 더 긴 단식을 하며, 일주일에 하루는 단식을 하지 않는 것이다. 이 방식은 단식 라이프스타일을 구축하기에 좋은 시작점이다.

나는 환자들에게 4-2-1 혹은 3-3-1 방식을 권하기도 한다. 4-2-1 방식은 더 많은 체중 감량을 원하는 사람들을 위한 것이다. 일주일에 4일은 13~15시간 단식을 하고, 일주일에 이틀은 저녁부터 저녁까지로 단식을 연장하며, 일주일에 하루는 단식을 하지 않는다. 다시 말하지만, 이것은 더 많은 체중 감량을 원할 때 유용한 방식이다.

마지막으로, 심각한 치유의 위기에 있거나 체중 감량에 저항이 심한 환자들에게는 3-3-1 변형을 사용한다. 이 변형에는 많은 단식이 포함된다. 일주일에 3일은 자가 포식 단식을 하고, 일주일에 3일은 저녁부터 저녁까지 단식을 하며, 일주일에 하루는 단식 시간을 36시간으로 연장한다(일주일보다 조금 더 길어진다). 3~5일 단식과 같은 더 긴 단식은 최적의 건강과 질병 예방을 위해 1년에 두 번 정도 실천하는 것을 권한다. 단식에 호기심을 갖고 즐겁게 접근해 보자.

이들 단식이 어떻게 작용하는지, 자신에게 가장 좋은 단식이 무엇인지 알고 싶다면 페이스북에 내가 만든 무료 그룹, 리셋터 컬래버레이션(http://bit.ly/Resetters)에 참여하는 것도 좋다. 이 커뮤니티는 단식에 발을 들여놓기에 좋은 출발점이다. 리셋터 그룹에는 단식을 처음으로 시도하는 많은 사람들이 있으며, 단식으로 놀라운 결과를 얻은 전 세계의 사람들을 만날 수 있다. 47세의 리셋터 테레사가 그 한 예다. 그녀는 간헐적 단식, 저녁부터 저녁까지 단식, 3일 물 단식으로 단식에 변화를 주는 것을 좋아한다. 그녀는 지난 1년 동안 이 방법을 사용해 47파운드(약 21킬로그램)를 감량했다. 멋지지 않은가?

✦✦
단식을 해서는 안 되는 때

단식에 흥미를 불러일으켰으니 이번에는 단식을 해서는 안 되는 때에 대해 이야기할 차례다. 갱년기 여정을 거치고 있는 사람에게 아주 중요한 문제다.

아직 생리를 하고 있다면 생리 전 주에는 긴 단식을 하지 않을 것을 권한다. 이때는 프로게스테론을 만들어야 하는 시기인데, 24시간 혹은 그 이상의 단식은 프로게스테론 수치를 기존보다 더 낮출 수 있다. 하지만 간헐적 단식은 이 시기에도 진행할 수 있다. 나는 "생리가 언제 시작될지 모르면 어떻게 하죠?"라는 질문을 자주 받는다. 생리를 하는 경우라면 주기가 엉망이더라도 일단 주기 추적을 시작하고, 이전 생리로부터 21일이 지나면 24시간 이상의 단식을 하지 않을 것을 권한다. 여전히 생리가 끝나지는 않았지만 이따금만 하는 경우라면 클루Clue 앱이 유용하다. 이 앱을 휴대폰에 다운로드해 주기가 시작되는 날을 입력하면 된다. 계속 변하는 월경 주기를 추적하는 간단한 방법이다. 생리가 끊기고 1년 이상 지나 완경을 맞았다면 더 이상 위의 조언을 따를 필요가 없다. 언제든 단식이 가능하다.

단식 라이프스타일을 구축하는 데 있어 마지막으로 하고 싶은 조언은 부담을 느끼지 말라는 것이다. 이 글을 읽으면서도 긴 단식을 하는 것을 상상하기 어렵다면 부담이 없는 것부터 시작하라. 단식은 이해하게 되면 재미있는 일이 된다. 고려 대상에서 음식을 배제하면 기적이 일어난다.

레스마 이야기

* *

49세의 레스마는 매일 16시간 간헐적 단식을 했는데, 이 과정에서 활력이 생기고 약간의 체중도 감소하는 등 수많은 혜택을 발견했다.

수년 동안 그녀는 소장 세균 과다 증식(SIBO)으로 고통받고 있었다. 심한 복통과 복부 팽만감을 유발하는 장내 세균 불균형의 문제였다. 그녀는 식이 요법으로 SIBO를 관리하는 데 큰 성공을 거두었지만 단식을 추가해 보고 싶었다. 효과를 본 식이 요법에 간헐적 단식을 추가하자마자 체중이 크게 감량되었고, 몇 년 만에 처음으로 다시 건강해질 수 있다는 용기가 생겼다.

많은 사람들이 그렇듯, 레스마도 다시 건강해지기 시작하자 식습관과 간헐적 단식이 느슨해졌다. 체중이 늘고 장의 이상 증상이 다시 찾아왔다. 그녀는 정상 궤도를 되찾아야 한다고 생각했다. 그때부터 나는 그녀를 위한 맞춤형 단식 라이프스타일을 만들었다. 처음에 그녀는 간헐적 단식보다 긴 단식을 해야 한다는 데 망설였다. 하지만 단식을 통해 놀라운 결과를 얻은 많은 사람들의 이야기를 읽고는 도전해 보고 싶다는 생각을 하게 되었다.

나는 그녀에게 일주일에 두 번 18시간으로 단식 시간을 늘리고, 일주일에 한 번은 저녁부터 저녁까지 단식을 추가하는 방법을 시작하도록 권했다. 결국 그녀는 이런 긴 단식의 매력에 빠져 하루를 건식 단식으로 바꾸기까지 했다.

이 새로운 단식 요법을 실천하자 체중이 줄었다. 정말 신나는 일이었

갱년기 리셋, 봄을 되찾다!

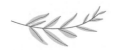

다. 하지만 복부 팽만감은 여전했다. 나는 그녀에게 48시간과 같은 더 긴 단식을 추가해 보라고 격려했다. 이 선택은 상황을 완전히 바꾸어 놓았다. 그녀는 더 많은 체중을 감량했고 복부 팽만감도 사라졌다.

자신의 단식 리듬을 찾았을 즈음에, 새로운 증상이 생겼다. 왼쪽 귀에 통증이 느껴졌고 통증은 지속되었다. 청력 검사와 CT 스캔을 받았지만 모두 정상이었다. 그녀는 마음속으로 이것이 장의 문제와 연관된 것은 아닌가 하는 궁금증이 들었다. 단식으로 큰 성공을 거두었던 그녀는 단식을 늘리면 귀 증상이 사라지는지 알아보기로 마음먹었다.

어느 날 아침, 잠에서 깬 그녀는 이렇게 선언했다. "이제 고민은 그만두고 72시간 동안 금식을 하겠어" 72시간의 단식을 시작하고 3일째 되던 날, 통증이 사라졌다. 기적처럼. 그녀는 단식이 가진 치유의 힘을 확신했다.

이제 72시간 단식은 그녀를 괴롭히는 모든 것을 치유하는 의식이 되었다. 단식하는 동안 그녀는 놀라운 활력을 보인다. 브레인 포그가 사라지고 창의력까지 향상되었다. 레시피 크리에이터인 그녀는 단식을 할 때 주방에서 놀라운 창의력을 발휘한다. 그녀는 SIBO가 한창일 때 겪던 복부 팽만감이 이제는 거의 사라졌다.

무엇보다도 가장 좋은 결과는 만족할 만한 체중 감량이었다. 단식을 시작했을 때 그녀의 몸무게는 171파운드(약 77킬로그램)였다. 현재 몸무게는 135파운드(약 61킬로그램)로 줄었다. 단식은 기적이다.

✦✦ 단식 라이프스타일 구축하기

단식 라이프스타일을 구축하려면 다음 단계를 따라 한다.

1. 아침 식사 시간을 한 시간 늦춘다.
15시간 단식이 익숙해질 때까지 아침 식사 시간을 계속 늦춘다.

2. 간헐적 단식(13~15시간 단식)을 일상화한다.

3. 일주일에 하루는 저녁부터 저녁까지 단식을 한다.
위의 단계가 익숙해졌다면 다른 단식을 실험해 볼 준비가 된 것이다.

4. 리셋터 그룹에 가입하고 단식 훈련 주간에 참여해 단식 근육을 키워보라.

단식은 여러 가지 기적적인 방식으로 몸을 치유한다. 단식이 처음이고 확신이 서지 않는다면 위의 단계들을 따라 해볼 것을 적극 추천한다. 나는 정말 자신감이 없었던 사람들도 금방 단식에 적응하는 것을 지켜봐왔다. 단식은 치유제다. 당신이 그 효과를 직접 경험해 보길 바란다.

다음 장에서는 무엇을 먹어야 하는지 알아 보자.

간헐적 단식의 혜택

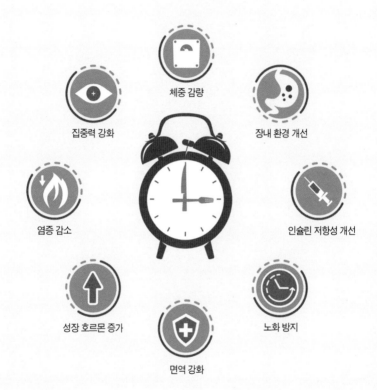

체중 감량

집중력 강화

장내 환경 개선

염증 감소

인슐린 저항성 개선

성장 호르몬 증가

노화 방지

면역 강화

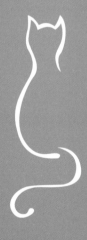

갱년기를 위한
키토제닉 식이 요법

언제 먹어야 하는지에 대한 원칙을 이해한 당신은 이제 무엇을 먹어야 할지 배워야 한다. 이 장에서는 감소하고 있는 호르몬들을 증가시키는 데 어떤 음식이 도움이 되는지 이야기할 것이다. 많은 여성들이 그렇듯이 아마 당신도 평생 칼로리를 계산하며 살아왔을 것이다. 체중 감량을 원할 때는 적게 먹고 운동을 늘리는 식으로 말이다.

"섭취 칼로리, 소모 칼로리"라고 부르는 이 전략은 체중 감량에 매우 나쁜 방법이다. 비만이 유행병이 된 지금의 상황만 봐도 알 수 있지 않은가? 많은 여성들이 화학 물질이 가득한 저지방 음식을 조금만 먹고 헬스장에서 긴 시간에 걸쳐 그 음식들을 태우려 노력한다. 체중 감량에 대한 이런 접근법은 지속이 어려울 뿐 아니라 대사를 방해해 체중 감량을 점점 더 어렵게 만든다. 운동을 그만두라고 말하고 있는 것이 아니다. 칼로리 계산을 그만두라는 것이다.

칼로리를 계산하지 않는다면 무엇을 계산해야 할까? 이 책은 라이프스타일을 이용해 호르몬 균형을 맞추는 데 초점을 맞추고 있다는 것을 기억해야 한다. 섭취 칼로리 양에 신경을 쓰는 것은 호르몬의 롤러코스터를 개선시키지 못한다. 호르몬 조절을 위해서는 먹는 음식의 유형을 조절하는 것이 중요하다. 이 시점부터는 음식을 매크로의 관점에서 생각해야 한다. 매크로^{macro}는 음식의 칼로리 함량을 이루는 다량 영양소에 사용하는 용어다. 내가 초점을 맞추고자 하는 세 가지 매크로는 탄수화물, 단백질, 지방이다. 이들 다량 영양소는 갱년기 여정에서 각기 다른 역할을 한다. 인슐린 수치도 각기 다르게 상승시킨다.

호르몬 위계를 기억하는가? 인슐린은 성호르몬에 영향을 미친다. 에스트로겐, 프로게스테론, 테스토스테론의 균형을 찾는 과정을 시작하려면 우선 먹고 있는 음식의 유형이 계속 인슐린 수치를 치솟게 만들지 않는지 확인해야 한다.

식이가 인슐린 수치에 어떤 영향을 미치는지 이해하는 데 좋은 출발점은 매년 혈액을 검사하고 그 결과를 살피는 것이다. 정기 검진을 받는다면 의사는 보통 전면적인 혈액 분석을 하는데, 이 혈액 검사에는 헤모글로빈 A1C라는 측정치가 있다. 지난 3개월 동안 인슐린의 추세를 보여주는 수치다. 이 수치가 5 미만이면 질병을 예방할 수 있고 3 미만이면 장수할 수 있다.

당신 몸이 인슐린을 얼마나 생성하는지 파악하는 두 번째 방법은 가까운 약국에서 쉽게 찾을 수 있는 가정용 혈당 측정기로 혈당 수치를 면밀히 추적 관찰하는 것이다. 혈당 수치가 올라가면 인슐린도 올라간다. 혈당 측정기는 혈당 수치를 정기적으로 측정하는 가장 좋은 방법이다. 시중에 좋은 가정용 혈당 측정기가 많지만, 내가 환자들에게 추천하는 제품은 키토모조Keto-Mojo다. 나는 모든 환자에게 아침에 혈당 수치를 측정할 것을 권한다. 일반적으로 공복 혈당 수치가 70~90mg/dls여야 한다. 이보다 높은 상태가 지속되면 췌장이 인슐린을 너무 많이 만들고 있는 것이고 이는 전체 호르몬 위계를 망칠 수 있다.

그렇다면 식이를 통해 혈당과 인슐린 수치를 낮추려면 어떻게 해야 할까? 모든 것은 매크로로 설명된다. 매크로를 더 잘 이해할 수 있도록 각 매크로를 분석해 보자.

✦✦ 탄수화물

일반적으로 탄수화물은 세 가지 다량 영양소 중 혈당과 인슐린을 가장 많이 높인다. 빵, 파스타, 달콤한 간식과 같은 정제된 탄수화물은 인슐린에 가장 큰 영향을 준다. 과일과 채소와 같은 섬유질이 많은 탄수화물은 혈당을 급하게 올리지 않으므로 인슐린 급증 역시 덜하다.

높은 인슐린 수치를 조절하는 첫 번째 단계는 식단에서 정제 탄수화물을 제거하는 것이다. 간헐적 단식과 마찬가지로 이 한 가지 변화만으로도 갱년기 증상의 극적인 개선이 가능하다. 간헐적 단식과 정제 탄수화물이 없는 식단을 결합하면 즉시 활력이 증가하고 허기가 줄어들며 정신이 맑아지는 것을 발견할 것이다. 나는 환자들에게 이런 일이 일어나는 것을 늘 보고 있다. 이 단계를 달성했다면 다음 단계는 매크로 계산을 시작하는 것이다. 매크로를 계산하는 원리를 처음 배울 때는 앱을 사용할 것을 권한다. 여기에 도움을 주는 좋은 앱들이 많이 있다. 내가 선호하는 앱은 카브 매니저Carb Manager다.*

---

* 국내에도 도움을 받을 수 있는 앱이 많이 출시되어 있다. '혈당 - 당뇨측정기&혈당 기록', '슈가 지니', '닥터다이어리', '당뇨관리수첩', '파스타' 등이 있다.

탄수화물 관리 앱에 섭취한 음식과 양을 입력하는 것으로 시작한다. 혈당과 인슐린을 건강한 수준으로 유지하기 위해서는 순탄수화물 양을 50그램 미만으로 유지해야 한다. 순탄수화물이라는 데 주목하자. 탄수화물 관리 앱에 음식을 입력하면 순탄수화물을 계산해 주니 걱정할 필요는 없다. 순탄수화물은 총 탄수화물 섭취량에서 식이 섬유를 뺀 수치다. 섬유질은 유해한 에스트로겐을 분해하는 데 효과적이기 때문에 많이 섭취하는 것이 좋다.

순탄수화물 섭취량을 50그램 미만으로 유지하면 공복 혈당은 건강한 범위인 70~90mg/dL로 떨어진다. 혈당이 이 범위로 들어오면 우리 몸은 케톤을 생성하라는 신호를 보낸다. 케톤이 생성된다는 것은 간이 탄수화물을 태워 에너지를 얻는 방식에서 지방을 태워 에너지를 얻는 방식으로 전환했다는 신호다. 이것은 멋진 일이다. 이런 상태가 되면 더 빠른 속도로 체중이 감소한다. 또한 케톤은 뇌, 특히 모든 호르몬 생산을 조정하는 부위인 시상하부와 뇌하수체 치료에 엄청난 효과를 발휘한다.

혈당 측정기에는 케톤에 대한 설정이 있다. 케톤 수치가 0.5 이상인 것을 영양적 키토시스 상태라고 하며, 우리가 바람직하다고 보는 범위는 0.5에서 5.0 사이다. 이 범위 내에 있으면 지방을 연소시켜 에너지를 얻게 된다.

단백질로 넘어가기 전에, 탄수화물 섭취량을 줄이는 일에서 중요한 문제를 지적하고 싶다. 저탄수화물 식단의 효과를 몸으로 느끼면 탄수화물 섭취를 계속 줄이고 싶은 유혹이 생길 것이다. 이는 종종 채소 섭취를 줄이는 것으로 이어지는데 이는 갱년기 여성에게는 좋지 못한 생각이다. 에스트로겐을 분해하려면 채소가 필요하기 때문이다.

앞으로 여러 장에 걸쳐 에스트로겐 분해를 돕는 장내 박테리아를 활성화할 종합적인 전략을 소개할 텐데, 나는 갱년기 여성에게는 탄수화물 섭취량을 20그램 미만으로 유지하는 식단을 권하지 않는다. 그 대신 키토바이오틱ketobiotic 식단을 권장한다. 키토바이오틱에서는 순탄수화물 섭취량을 50그램 정도로 유지하면서 채소와 프로바이오틱스, 프리바이오틱스가 풍부한 식품을 충분히 섭취해 에스트로겐의 분해를 돕는다. 프로바이오틱스가 풍부한 식품에 대해서는 〈여덟 걸음〉에서 더 자세히 설명할 것이다.

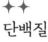

단백질

단백질에 관해서는 두 가지를 고려했으면 한다. 첫 번째는 단백질의 질이다. 우리가 먹는 모든 음식 중에 가장 독성이 강한 것이 육류다. 우리가 먹는 동물은 종종 항생제와 성장 호르몬 주사를 맞고, 보통 곡물이 주재료인 사료를 먹는다. 동물에게 주입되는 모든 물질이 우리 몸속으로 들어온다. 이들 화학 물질은 호르몬을 엉망으로 만든다.

단백질 섭취의 첫 단계는 유독 물질이 없는 단백질을 먹는 것이다. 이는 가능하면 풀을 먹여 키운 유기농 고기를 선택하는 것을 의미한다. 나는 이것을 깨끗한 고기라고 부른다. 라벨을 읽고 고기에 무엇이 들어가는지 살펴보는 버릇을 키워야 한다. 많은 육류 라벨에서 '무항생제', '목초육', '환경 호르몬 제로'라는 문구를 발견하게 될 것이다. 깨끗한 단백질을 먹기로 결심한 후에는 섭취하는 단백질의 양을 살펴야 한다.

저탄수화물 식사를 할 때는 단백질 섭취량을 늘리는 것이 보통이다. 하지만 이것은 가치가 있는 교환이 아니다. 단백질 역시 인슐린 수치를 높이기 때문이다. 단백질 섭취량은 하루 50그램 미만으로 유지하는 것이 가장 좋다. 탄수화물 관리 앱을 사용해 순탄수화물을 측정하고 있다면 단백질 양도 체크하길 바란다. 다량 영양소의 양을 파악하려는 시도를 처음 할 때라면 이런 방법의 측정이 대단히 유용하다.

지방

측정을 시작해야 하는 세 번째 매크로는 지방이다. 단백질과 마찬가지로, 지방에는 좋은 지방과 나쁜 지방이 있다. 좋은 지방을 먹고 나쁜 지방을 피하는 것은 갱년기를 거칠 때 매우 중요하다. 왜일까?

우리 몸은 수조 개의 세포로 이루어져 있다. 이런 세포들의 외부에는 호르몬을 받아들여 그들이 세포 안으로 들어가 활성화되도록 하는 수용체 부위가 있다. 호르몬이 세포 안으로 들어가서 제 역할을 하면 컨디션이 좋아진다.

그런데 이런 수용체 부위는 쉽게 막힌다. 수용체 부위를 막는 두 가지는 독소와 나쁜 지방이다. 막힌 수용체는 갱년기를 보내는 여성에게 죽음의 키스와 다를 바가 없다. 이미 이전보다 적은 호르몬이 만들어지고 있는 와중에 그마저 수용체 부위가 막혀 세포 안으로 들어오지 못하면 갱년기 증상은 악화된다. 지방 매크로를 모니터링하는 첫 번째 단계가 나쁜 지방이 아닌 좋은 지방을 섭취하고 있는지 확인하는 일인 이유도 여기에 있다.

기억해야 할 또 다른 중요한 개념은 산패되지 않은 유기농 지방을 섭취해야 한다는 것이다. 농약도 호르몬 수용체 부위를 막

갱년기 리셋, 봄을 되찾다!

권하는 지방

- 올리브 오일
- 아보카도 오일
- 코코넛 오일
- 목초 사육 가축의 우유로 만든 버터
- 생견과와 견과류 버터
- 기 버터

피해야 하는 지방

- 카놀라유
- 해바라기씨유
- 경화유
- 대두유
- 트랜스 지방(마가린)
- 옥수수유
- 홍화유
- 기타 식물성 기름

을 수 있는데 비유기농 지방에는 농약이 가득하다. 유기농 지방만 섭취하면 상당한 농약 섭취를 피할 수 있다. 또한 지방은 오래되면 산패될 수 있다. 산패된 지방은 세포막에 염증을 일으켜 호르몬이 세포 안으로 들어가기 어렵게 한다. 나는 작은 병의 오일을 구입하고 자주 바꾸어서 기름이 산패되지 않도록 한다. 냄새를 맡으면 오일이 산패되었는지를 쉽게 알 수 있다. 상한 오일은 젖은 골판지 냄새가 난다.

섭취하는 지방을 깨끗한 것으로 바꾸었다면 다음 단계는 얼마나 많은 지방을 섭취하는지 살피는 것이다. 이번에도 카브 매니저의 도움이 필요하다. 하루에 섭취하는 모든 음식의 60퍼센트 이상이 지방인지 확인해야 한다. 지방의 경우에는 용량(그램)을 계산하지 말고 비율(퍼센트)을 계산해야 한다.

지방 섭취와 관련해 반드시 염두에 두어야 할 중요한 영양 원칙은 항상 건강한 지방을 섭취해야 한다는 것이다. 좋은 지방은 세포에 영양을 공급할 뿐만 아니라 뇌를 치유하고, 허기를 늦추고, 하루 종일 좋은 에너지를 지속적으로 제공한다. 많은 사람들이 다량의 지방을 섭취하는 데 두려움을 갖고 있다는 것은 나도 알고 있다. 하지만 호르몬의 균형을 찾고 체중을 감량하는 열쇠는 탄수화물 부하를 줄이고, 단백질 부하를 관리하고, 지방 부하를 늘리는 데 있다. 나는 이것이 수천 명의 여성에게서 효과를 발휘하는 것을 수없이 목격했다.

앞서의 정보가 생소하다면 음식에 다른 변화를 주기 전에 이런 식단 변화에 익숙해지는 것부터 시작하길 바란다. 많은 사람들이 앞서 언급한 세 가지 단계(탄수화물 감소, 단백질 관리, 지방 증가)를 몇 달 동안 유지한 후에야 다음 단계로 넘어간다. 환자와 일대일로 상담할 때면 나는 환자가 이 단계를 일주일의 80퍼센트 이상 따르는지를 확인한다. 이런 식습관이 일상으로 자리 잡으면 다음 단계, 즉 주기에 맞춘 식이로 넘어간다.

✦✦ 월경 주기에 맞춘 식이 요법

내가 지금부터 이야기할 내용은 여성들이 처음 사춘기에 접어들 때 배웠어야 하는 것들이다. 왜 모든 여성에게 월경 주기에 따라 필요한 영양소가 다르다는 것을 가르치지 않는지 도무지 알 수가 없다. 호르몬들은 한 달을 기준으로 각기 다른 시기에 급증하며, 주기의 특정 시기에 특정 음식을 섭취함으로써 이런 호르몬을 지원할 수 있다.

생리가 없거나 주기가 불규칙하다는 이유로 이 단계를 건너뛰고 싶은 여성들이 많을 것이다. 하지만 이 부분을 소홀히 해서는 안 된다. 우선 주기에 맞는 식이 원칙을 이야기하고, 갱년기 여정에 있는 사람은 어떤 계획을 세워야 하는지 이야기하기로 하겠다.

배란에는 여포기와 황체기라는 두 단계가 있다. 여포기는 주기의 1일 차부터 14일 차까지다. 이 단계는 몸이 배란을 위해 난자를 방출할 준비를 하는 단계다. 두 번째 단계를 황체기라고 한다. 황체기는 15일 차에서 28일 차 사이에 일어나며, 자궁 내막이 수정란이 착상할 수 있는 준비를 갖추는 단계다.

이 시점에서 당신이 이 두 단계에 대해 이해해야 할 가장 중요한 점은 28일 동안 12~14일 차와 21~28일 차, 이렇게 두 시기에 호르몬이 솟구친다는 것이다. 첫 번째 급등은 신체에 에스트로겐이 가장 많이 필요한 시기고, 두 번째 급등은 프로게스테론이 가장 많이 필요한 시기다.

갱년기에 접어들면서 에스트로겐과 프로게스테론은 급격히 감소한다. 이런 감소가 생리를 불규칙하게 만든다. 여러 갱년기 증상의 원인이기도 하다. 이런 사실을 인지했다면 매달 특정 시기에 에스트로겐과 프로게스테론의 생성을 돕기 위한 특정 음식을 섭취하는 것이 해결책이 될 수 있다. 조금만 더 버티자. 까다롭다는 것을 나도 안다. 내가 당신을 위해 최대한 간단하게 만들어 줄 것이다. 다음은 내가 선호하는 호르몬 생성 식품이다.

호르몬 생성 식품에는 언뜻 보기만 해도 탄수화물 함량이 높은 식품이 많다는 것을 알 수 있다. "탄수화물 섭취량을 50그램 미만으로 유지하면서 감자와 열대 과일을 먹는다고?"라고 생각하는 사람도 있을 것이다. 이것이 월경 주기에 맞는 식이가 필요한 이유다.

갱년기를 보내는 내 환자들에게서는 다음의 세 가지 상황이 가장 자주 나타난다. 당신도 이 세 가지 범주 중 하나에 해당할 가능성이 높다.

에스트로겐 생성 식품

- 아마씨
- 참깨
- 대두/완두콩
- 마늘
- 브로콜리, 콜리플라워 같은 십자화과 채소
- 말린 살구, 대추, 자두
- 복숭아
- 베리류
- 방울 양배추

프로게스테론 생성 식품

- 콩
- 호박류
- 열대 과일
- 감자
- 퀴노아
- 감귤류

✦✦
규칙적으로 생리를 한다면

여전히 규칙적으로 혹은 거의 규칙적으로 생리를 한다면, 주기를 추적할 것을 권한다. 나는 클루 앱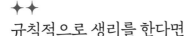Clue Period Tracker & Calendar을 사용한다. (그 외에도 〈생리달력 Flo〉, 〈여성생리달력〉, 〈생리 달력〉, 〈Clover〉 등이 있음) 50세인 나는 10대 때보다 더 꾸준히 주기를 추적한다. 어이가 없어서 웃음이 나올 지경이다. 하지만 월경 주기에 맞춰

호르몬이 필요로 하는 음식을 먹는 것이 갱년기 증상 완화에 큰 도움이 되었기 때문에 앱을 통해 월경 주기를 열심히 기록하는 습관을 들였다. 주기를 추적하는 습관을 들였다면, 위에서 논의한 두 가지 호르몬 급등에 주의를 기울여야 한다.

12~14일 차에 발생하는 에스트로겐 급등 기간 동안에는 매크로를 계산하지 말고 에스트로겐 생성 식품을 가능한 많이 섭취하는 것이 좋다. 프로게스테론이 급등하는 시기(보통 21일 차 전후부터 출혈이 있을 때까지)에는 프로게스테론 생성 식품을 원하는 만큼 섭취하는 것이 좋다. 에스트로겐이 생성되는 기간과 동일한 규칙이 적용된다. 즉, 매크로를 계산하지 않는다. 나는 인슐린, 에스트로겐, 프로게스테론에 영향을 미치는 이런 스타일의 식이를 28일 호르몬 리셋이라고 부른다.

나는 수많은 여성에게 호르몬을 조절하는 이 요령을 가르쳤다. 그럴 때마다 "살이 찌지 않나요?", "키토시스에서 벗어나는 게 아닌가요?"라는 질문을 받곤 한다. 보통 이런 질문을 하는 이들은 이 장에서 설명한 첫 번째 단계를 따르면서 큰 성공을 거두고 컨디션이 좋아졌기 때문에 라이프스타일을 지나치게 변경하는 데 두려움을 갖는 여성들이다.

이런 걱정을 하고 있는 사람에게 해법이 있다. 호르몬이 급등하는 이런 날에도 간헐적 단식을 하는 것이다. 이 기간에도 15시간 이상의 단식을 실천해 보라. 호르몬이 급등하는 시기가 아닌 때라면, 이 장의 시작 부분에서 설정한 매크로의 기준을 엄격히 따르면서 자가 포식 단식이나 24시간 단식과 같은 더 긴 단식을 시도할 수 있다. 체중 감량을 원한다면 1일 차부터 12일 차 사이, 15일 차부터 21일 차 사이의 어느 때나 36시간 단식을 시도할 수 있다. 이런 방법을 통해 신체가 필요로 할 때는 호르몬을 생성하게 하면서 신체가 이들 주요 호르몬을 만들지 않을 때에는 키토시스의 혜택을 누릴 수 있다.

아직 믿음이 가지 않는가? 그렇다면 내 경험을 이야기해 보겠다. 저탄수화물-키토제닉 식단과 단식 라이프스타일로 컨디션이 대단히 좋아진다는 것을 처음 발견한 나는 탄수화물을 거의 먹지 않고 종종 긴 단식을 했다. 이로 인해 성호르몬이 급격히 감소하고 갱년기 증상은 광란으로 치달았다. 프로게스테론 수치가 너무 낮아서 월경 주기가 불규칙해지기 시작했다. 월경 주기가 불규칙해지더니 이내 생리량이 너무 많아져 출근도 곤란할 정도가 되었다. 생리가 다가오는 주간이 되면 불안하고 극도로 짜증이 났다. 불안이 너무 심해서 집 소파에 앉아 있어도 긴장이 풀리지 않았다.

이 모든 것은 프로게스테론이 극도로 낮다는 신호다. 여기에서 공개한 28일 호르몬 리셋 프로토콜을 따르기로 한 후, 이런 이상한 상태가 사라졌다. 불규칙한 생리, 심한 출혈부터 불안감까지 모든 것이 말 그대로 완전히 진정되었다.

나는 이제 갱년기에 접어들면서 생리 주기가 느려지는 것을 느끼고 있다. 하지만 갱년기라는 롤러코스터는 더 부드럽고 차분해진 느낌이다. 나는 롤러코스터에서 내려왔고 난소는 서서히 멈추는 것처럼 느껴진다. 몇 년 전 겪었던 심한 기복과는 전혀 다르다.

✦✦ 생리가 불규칙하다면

언제 생리를 하는지 알 수 없을 때는 어떻게 해야 할까? 이는 완경 시기가 가까워질 때 흔한 상황이다. 나의 첫 번째 조언은 생리가 있을 때 즉시 주기를 추적하라는 것이다. 출혈이 하루에 그치더라도 말이다. 그 날을 생리 주기의 하나로 여기고 이후 28일 호르몬 리셋을 따른다. 갱년기에 접어들어 주기가 불규칙한 내 많은 환자들의 경우, 28일 호르몬 리셋으로 규칙적인 생리

주기를 되찾았다.

완경에 이르는 평균 연령이 52세에서 55세 사이라는 것을 기억하라. 50세 이전에 완경을 맞았다면 해결이 필요한 신체 불균형이 존재한다는 신호다. 위의 전략을 따르면 이런 불균형이 교정되고 주기가 다시 규칙적으로 돌아오는 경우가 많다. 그렇다면, 28일 차에도 생리가 시작될 징후가 없을 경우에는 어떻게 해야 할까? 이런 경우라면 생리가 없더라도 29일 차를 주기의 첫날이라고 생각하라. 클루 앱에 그 날을 첫날로 표시하는 것이다. 그런 다음 28일 호르몬 리셋을 처음부터 다시 시작한다. 이 리셋 기간 동안 생리가 시작되지 않는다면 공식적으로 완경이 될 때까지 28일 호르몬 리셋을 반복한다. 이 리셋 중 어느 시점에 생리가 있으면, 생리를 보는 순간부터 28일 호르몬 리셋 1일 차를 시작한다. 완경이 될 때까지 이런 루틴을 계속한다.

✦✦
생리가 없다면

완경 이후거나 갱년기 여정의 어느 단계에 있는지 잘 모르겠지만 몇 년 동안 생리를 하지 않았다면 어떻게 해야 할까? 50세

미만이라면 주기가 불규칙한 여성을 위해 위에서 설명한 28일 호르몬 리셋을 따르기를 권한다. 완경이 너무 일찍 시작되었을 가능성이 높다는 점을 기억해야 한다. 50세 이전에 생리가 끊긴 내 환자들 다수가 28일 호르몬 리셋을 따르면서 생리를 다시 경험한다. 이런 스타일의 식이로 인슐린과 성호르몬의 균형을 맞추고 있기 때문이다.

50세 이상이고 1년 이상 생리를 하지 않았다면 공식적인 완경일 가능성이 높다. 그런 경우 난소가 더 이상 활동하지 않기 때문에 호르몬 생성 시기가 그리 중요치 않다. 그러나 당신은 여전히 에스트로겐과 프로게스테론이 필요하며 호르몬 생성 시기에 키토바이오틱 식단을 하는 것이 도움이 된다는 것을 느끼게 될 것이다. 당신은 원할 때마다 긴 단식을 할 수 있다. 시점에 대해서는 생각할 필요는 없지만 여전히 호르몬에 집중해야 한다. 내가 추천하는 방법은 이 장의 앞 부분에서 설명한 매크로(순탄수화물 50그램, 단백질 50그램, 지방 60퍼센트 이상)를 사용해 일상의 80퍼센트는 키토바이오틱 식단으로, 20퍼센트는 호르몬 생성을 위한 식이 요법(매크로를 계산하지 않는)을 하는 것이다. 일주일 일정에서 하루나 이틀은 호르몬 생성 식이 요법을 하고 나머지는 키토바이오틱 식단을 따르는 식으로 말이다.

혼란스러운가? 음식에 이런 식으로 접근하는 것이 익숙하지 않은 사람들이 있다는 것을 나도 알고 있기 때문에 아래에 내용을 요약해 두었다. 내가 설명한 순서대로 단계를 따르도록 하라. 키토바이오틱 접근법에 익숙해지기 전에 주기에 맞춘 식단으로 넘어가려면 어려울 것이다. 우선 키토바이오틱에 익숙해진 후, 주기에 맞춘 식이 요법을 시도하라. 생리가 언제 시작되는지 확실하지 않다면 28일 호르몬 리셋을 따르면 된다. 이런 식의 식이 요법은 잘못될 염려가 없다. 키토바이오틱 접근법으로 인슐린을 낮추고 호르몬 생성의 날에는 좋은 에스트로겐과 프로게스테론을 생성시킬 수 있기 때문이다. 여전히 혼란스럽다면 이 장의 마지막에 요약된 28일 호르몬 리셋을 따르도록 하라.

호르몬 균형을 위한 식이 요법

호르몬 균형을 위한 식이 요법의 단계는 다음과 같다.

1. 정제 탄수화물을 먹지 않는다.

2. 탄수화물은 순탄수화물 50그램 미만으로 섭취한다.

3. 깨끗한 단백질을 섭취한다. (단백질은 50그램 미만으로 섭취)

4. 좋은 지방을 먹고 나쁜 지방을 피한다. (일일 섭취 음식의 60퍼센트는 몸에 좋은 지방으로 채운다.)

5. 이 단계가 숙련되었다면 28일 호르몬 리셋을 시도한다.

지난 몇 년간 키토제닉 다이어트는 엄청난 인기를 누리고 있지만 여성들로부터는 좋지 못한 평가를 받기도 했다. 그 주된 이유는 많은 여성들이 저탄수화물 식단을 호르몬의 주기에 맞추는 방법을 배우지 못했기 때문이다. 내 책『여자 단식』에서 나는 모든 연령대의 여성을 대상으로 호르몬 주기에 맞춘 저탄수화물 다이어트 방법을 설명했다. 나는 갱년기 여성에게는 그에 맞는 키토제닉 식단이 필요하다고 생각한다. 내가 소개하는 방법은 키토제닉 식단의 놀라운 혜택을 얻으면서 장내 미생물을 보존하고 호르몬 균형을 찾는 최고의 방법이다.

28일 호르몬 리셋

1~11일차   당신이 선택한 단식과 함께 키토바이오틱 다이어트

12~14일차   간헐적 단식과 함께 에스트로겐 생성 식품 섭취

15~21일차   당신이 선택한 단식과 함께 키토바이오틱 다이어트

22~28일차   간헐적 단식과 함께 프로게스테론 생성 식품 섭취

갱년기 리셋, 봄을 되찾다!

레베카 이야기

레베카는 완경을 맞은 59세 여성으로 나와 몇 년 동안 치료 과정을 함께 했다. 그녀는 많은 사교 행사, 일, 여행으로 채워진 바쁜 생활을 해왔다. 처음 나와 치료를 시작했을 때 그녀는 단식과 키토식을 꾸준히 유지하는 것을 힘들어했다. 의욕이나 열정이 부족해서가 아니라 스케줄이 너무 많아서 지속하기가 어려웠기 때문이었다. 나는 레베카가 원하는 결과를 얻으면서도 친구들과 즐거운 시간을 놓치지 않을 수 있는 유연한 해법을 찾고 싶었다.

내가 만든 15일간 대사를 리셋하는 방법이 레베카에게 놀라운 효과를 발휘했다. 15일 여성 대사 리셋은 여러 단식과 식이 요법으로 변화를 주면서 특히 여성의 체중 감량을 돕는다. 일 년 동안 이 리셋을 여러 번 할 수 있다는 것이 레베카에게는 열쇠가 되었다. 지난 한 해 동안 그녀는 이 리셋을 몇 차례 거쳐 25파운드(약 11킬로그램)를 감량했다. 이것은 사교 행사가 많은 그녀의 스케줄에 맞추어 유연하게 진행하면서도 그녀가 원하는 감량의 결과를 선사한 놀라운 해법이었다. 그녀는 생활이 궤도에서 벗어났을 때마다 혹은 통제력을 잃었다고 느낄 때마다 15일 대사 리셋에 의지한다. 이것은 따르기가 쉽고 그녀가 궤도를 되찾는 데 필요한 다양성을 갖고 있는 방법이다.

체중 감량은 레베카가 얻은 유일한 긍정적 결과가 아니다. 15일 리셋을 시작할 때마다 그녀는 활력이 높아지고, 염증 수치가 떨어지고, 근육 경직이 개선되며, 기분이 좋아지는 것을 경험한다. 그녀가 자신에게 도움이 되는 이런 도구를 갖게 된 것이 나 역시 매우 기쁘다.

여덟 걸음

에스트로볼롬을 만나다!

좋은 소식과 나쁜 소식이 있다. 좋은 소식은 내가 방금 이야기한 식사, 단식, 호르몬에 관한 모든 것이 인체 세포에도 적용된다는 것이다. 나쁜 소식은 현재 추정치에 따르면 인간 세포는 우리 몸의 50퍼센트 정도를 차지할 뿐이라는 것이다. 나머지는 박테리아, 곰팡이, 기생충, 바이러스다. 혐오스러운가? 그럴 일이 아니다. 이 미생물들은 기적을 만들어낼 수 있다. 이들 미생물은 좋은 음식을 먹이면 더 강해진다는 신기한 특징을 갖고 있다. 이 장에서는 이 기적의 미생물에 동력을 공급하는 방법을 정확히 보여줄 것이다.

우선 마이크로바이옴에 대한 소개부터 시작하자. 마이크로바이옴Microbiome은 우리 몸속과 몸 위에 살고 있는 모든 놀라운 미생물을 설명하는 데 사용되는 용어다. 피부 위, 장속, 모든 장기 주변에는 수조 개의 다양한 미생물이 존재한다. 질과 코 점막에도 살고 있다. 심지어 입안도 유익한 미생물 천지다. 대부분의 사람들이 그렇듯이 당신도 미생물(세균)을 두려워하라고 배웠을 것이다. 우리는 박테리아를 죽이는 데 집착하는 세상에서 살고 있다. 그래서 거의 모든 것에 대한 항균 해법을 가지고 있다. 하지만 우리가 잊고 있는 것이 있다. 우리는 나쁜 박테리아와 좋은 박테리아가 있다는 것을 유념해야 한다.

좋은 박테리아는 우리를 행복하게 하는 세로토닌이나 뇌를 진정시키는 가바* 등의 믿기 힘든 화학 물질을 만들어낸다. 면역 체계를 통제하고 혈당을 조절하며 대사를 촉진하는 박테리아도 있다. 심지어 몸에서 유해한 에스트로겐을 제거하는 데 도움을 주는 일련의 박테리아도 있다. 박테리아는 우리의 친구이지만 우리는 박테리아를 죽이는 방법만 배워왔다. 생각을 바꿔야 할

---

* 가바(GABA): 감마-아미노부티르산(gamma-aminobutyric acid)의 약자. 뇌척수액에 포함된 중추 신경계의 중요한 억제성 신경 전달 물질로, 뇌의 대사와 순환 촉진 작용을 한다.

때가 왔다. 나는 이 놀라운 박테리아를 보살피고 성장시켜 그들이 제공할 수 있는 모든 건강상의 혜택을 누리는 방법을 알려주고자 한다.

좋은 박테리아를 키우는 방법은 두 가지다. 첫째, 박테리아를 파괴하는 일을 멈춰야 한다. 나는 이 작은 친구들을 죽이는 가장 해로운 습관 몇 가지를 자세히 설명할 것이다. 둘째, 그들에게 먹이를 줘야 한다. 박테리아를 죽이지 말고 먹이를 주고 보살펴야 한다. 좋은 박테리아를 내 몸속에 살고 있는 반려동물이라고 생각하라. 박테리아가 번성하고 성장할 수 있는 환경을 만들어야 한다.

무엇이 좋은 박테리아를 파괴하나?

수많은 항생 물질이 존재하는 세상은 나쁜 박테리아만 죽이는 것이 아니라 좋은 박테리아까지 파괴한다. 좋은 박테리아를 보살피려면 킬러의 유입을 막아야 한다. 우리는 이들을 항균제라고 부른다. 당신은 매일 항균제를 몸속에 주입하고 있다.

이렇게 자문해 보라.

- 항균성 비누를 사용하고 있는가?
- 항균성 치약으로 양치를 하거나 항균성 구강 청결제로 입안을 헹구고 있는가?
- 항생제에 노출된 육류를 먹고 있는가?
- 평생 항생제를 얼마나 복용했는가?

항생제에 많이 노출될수록 몸속에 좋은 박테리아가 있을 가능성은 낮아진다. 경구용 항생제를 한 차례 복용하는 것만으로 유익균의 최대 90퍼센트를 죽여 장내 환경에 악영향을 끼친다. 이것은 오늘날 우리 세상의 큰 문제다. 우리는 좋은 미생물을 거의 존중하지 않는다.

나는 항생제를 셀 수 없이 많이 복용한 수천 명의 여성과 상담을 해보았다. 이 여성들은 하나같이 우울증, 불안, 불면증에 시달리거나 여러 자가 면역 질환의 진단을 받았다. 좋은 박테리아를 놓친다는 것은 당신의 건강과 행복을 지켜주는 화학 물질을 놓친다는 것을 의미한다. 이것은 꼭 이해해야 할 중요한 개념이다. 따라서 마이크로바이옴 리셋을 시작할 때는 반드시 불필요한 항생제 복용을 중단해야 한다.

이 과제를 달성했다면 다음으로 밟아야 할 단계는 체내로 유

갱년기 리셋, 봄을 되찾다!

입되는 독소를 최소화하는 것이다. 입으로 들어가는 독소와 피부에 바르는 독소 모두에 해당된다. 다음 장에서 독소에 대해 더 자세히 설명하겠지만, 지금으로서는 독소 부하가 높을수록 좋은 박테리아의 수가 줄어든다는 점만이라도 이해하길 바란다.

장이 독소에 노출되는 것을 피하는 가장 쉬운 방법은 가짜 식품의 섭취를 중단하는 것이다. 모든 식품이 똑같이 만들어지는 것은 아니다. 자연이 만든 진짜 식품과 사람이 만든 가짜 식품이 있다. 과일과 채소와 같은 진짜 식품은 장내 미생물을 파괴하지 않는 것이 보통이다. 그들은 미생물의 먹이가 된다. 반면 방부제, 인공 감미료, 식용 색소, 식품 첨가물, 경화유와 같이 사람이 만든 식품은 좋은 박테리아가 번성하기 어렵게 한다.

다음은 장내의 좋은 박테리아를 파괴하기 때문에 평상시에에 멀리할 것을 강권하는 식품의 목록이다.

- L-글루탐산나트륨(MSG)
- 인공 식용 색소
- 아질산나트륨
- 구아 검
- 고과당 옥수수 시럽

- 인공 감미료

- 트랜스 지방(예: 부분 경화유, 카놀라유, 식물유)

대부분의 가짜 식품은 식료품점의 중앙 통로에 자리 잡고 있다. 그들은 유통 기한이 길고 영양가가 거의 없는 것이 보통이다. 가능한 한 매장의 가장자리에서 쇼핑하는 것이 좋다. 그쪽이 쉽게 상해서 냉장고에 오래 보관할 수는 없지만 좋은 박테리아에 도움이 되는 식품을 찾을 수 있는 곳이다.

좋은 박테리아를 죽이는 문제에 대해서 마지막으로 생각해야 할 것이 있다. 우리 몸의 미생물 세계는 매우 복잡하며, 장내 미생물과 피부 미생물은 소통하며 상호 작용한다. 따라서 장에 넣는 것은 무엇이든 피부로 나타난다. 음식은 우리 몸의 면역 반응과 염증 상태에 영향을 미치며 이는 이는 피부 건강에도 영향을 주어 여드름 등과 같은 피부 트러블을 야기하는 것이다. 마찬가지로, 피부에 바르는 제품들, 특히 독성 화학 물질이나 항균 비누와 같이 강력한 성분이 포함된 제품들은 전신에 영향을 미칠 수 있다. 이러한 제품들이 장내 미생물의 균형을 교란시킬 가능성이 있기 때문에 장내 환경에 악영향을 줄 수 있다.

이것은 매우 중요한 개념이기 때문에 내 마이크로바이옴 리셋 프로토콜에서는 피부 마이크로바이옴을 행복하게 유지해 건강한 장내 미생물을 지원하기 위해 시스테믹 포뮬러^{Systemic} Formulas의 더마 콜로나이저^{Derma Colonizer}와 같이 프로바이오틱스가 풍부한 로션을 사용할 것을 권장할 정도다.

좋은 박테리아는 어떤 먹이를 좋아할까?

좋은 박테리아의 파괴를 막는 방법에 대해 아이디어를 얻었으니 이번에는 이 작은 생물들에게 먹이를 줄 방법에 대해 이야기하기로 하자. 이 착한 미생물들이 좋아하는 식품에는 폴리페놀, 프로바이오틱스, 프리바이오틱스의 세 가지 범주가 있다. 마이클 폴란^{Michael Pollan}은 그의 저서 『식품 방어^{In Defense of Food}』에서 "너무 많은 음식을 먹지 말고, 주로 식물을 먹어라"라고 말한다. 정확한 말이다. 그의 의견에 전적으로 동의한다.

식물은 좋은 마이크로바이옴의 연료다. 식물을 더 많이 먹을수록 좋은 박테리아는 행복해진다. 폴리페놀과 프리바이오틱스 식품은 이미 보유하고 있는 좋은 박테리아를 키우는 데 도움이 되고, 프로바이오틱스가 풍부한 식품은 장에 좋은 박테리아를 추가한다.

권장하는 폴리페놀 식품

- 정향
- 다크 초콜릿
- 생견과류
- 올리브
- 베리류
- 레드 와인

권장하는 프리바이오틱 식품

- 치아 시드
- 햄프 시드(대마 씨)
- 아마 씨

권장하는 프로바이오틱 식품

- 사우어크라우트*
- 김치
- 요거트
- 발효차(콤부차 등)
- 케피어**
- 워터케피어***

* 사우어크라우트(sauerkraut): 양배추를 싱겁게 절여 발효시킨 독일식 김치.
** 케피어(kefir): 우유(양젖)를 발효시킨 음료.
*** 워터케피어: 우유 외 농산물을 이용해 발효시킨 음료.

이 세 가지 식품을 매일 균형 있게 섭취해야 한다.

안타깝게도 이들 식품을 매일 얼마나 먹어야 하는지에 대한 구체적인 연구 보고는 아직 없다. 다만 이들 식품의 다양성이 중요하다는 점을 염두에 두어야 한다. 최근 내가 『월스 프로토콜The Wahls Protocol』의 저자 테리 월스Terry Wahls 박사와 진행한 인터

갱년기 리셋, 봄을 되찾다!

뷰에서 그녀는 식물 섭취의 다양성이 얼마나 중요한지에 대해 이야기했다. 윌스 박사는 놀라운 스토리를 갖고 있다. 그녀는 식이 요법을 통해 다발성 경화증 증상을 완화시켰다. '미토콘드리아에 관심을 Minding Your Mitochondria'이라는 그녀의 TED 강연을 꼭 확인해 보길 권한다. 가장 인상적이었던 것은 1년 동안 200가지 이상의 다른 식물을 식단에 포함시킨 그녀의 노력이었다. 한번 시도해 볼 만한 재미있는 도전이 아닐까?

이 아이디어가 너무나 마음에 든 나는 내가 운영하는 포에버 영 리셋 Forever Young Reset 프로그램 중 하루를 식물 다양성에 할애하고 있을 정도다. 이날에는 24시간 동안 단식으로 장 줄기세포 생성을 시작하고 이어서 15가지 식물로 장내 미생물에 먹이를 준다.

✦✦
에스트로볼롬을 만나다

좋은 박테리아는 각기 다른 역할을 한다. 신경 전달 물질을 만드는 박테리아가 있는가 하면, 높은 콜레스테롤로부터 몸을 보호하는 박테리아도 있고, 음식에서 비타민 B를 분해해 더 쉽게 흡수되도록 돕는 박테리아도 있다. 그중에도 갱년기 여정에 특히 도움이 되는 일단의 박테리아가 있다. 이를 에스트로볼롬Estrobolome이라고 한다. 이 유익한 박테리아 그룹은 독성 에스트로겐을 분해하고 유익한 에스트로겐을 활성화하는 두 가지 일을 한다. 이들은 당신이 키워야 할 박테리아다.

에스트로볼롬은 60가지 이상의 박테리아로 이루어져 있다. 이런 박테리아가 번성하면 호르몬도 번성한다. 에스트로볼롬의 미생물은 베타글루큐로니다제Beta-Glucuronidase도 생성한다. 이 효소는 갱년기에 생성되는 소량의 건강한 에스트로겐이 세포 내에서 활성화되도록 하는 데 필요한 핵심 효소다. 베타글루큐로니다제가 많을수록 좋은 에스트로겐이 체외로 배출되는 것을 줄일 수 있다.

좋은 에스트로겐과 나쁜 에스트로겐이 존재한다는 사실을 잊지 말자. 갱년기를 건강하게 보내고 싶다면 좋은 에스트로겐을 충분히 확보하고 나쁜 에스트로겐을 분해할 수 있어야 한다. 장내 미생물의 균형이 깨지면 베타글루큐로니다제 활동에 변화가 생길 수 있다. 이런 장내 미생물 불균형은 에스트로겐의 불균형으로 이어질 수 있다. 과도한 에스트로겐은 많은 병리와 만성 질환의 원천이다.

에스트로볼롬의 균형이 깨졌다는 흔한 신호

- 복부 팽만, 소화 불량
- 여드름
- 낮은 성욕
- 생리량이 지나치게 많거나, 적거나, 주기가 불규칙함
- 유방 압통, 부종, 섬유 낭포성 질환
- 두통
- 체중 증가
- 열감
- 감정 기복
- 다낭성 난소 증후군PCOS(Polycystic Ovarian Syndrome)
- 유방암, 난소암

에스트로볼롬을 이해하는 가장 간단한 방법은 가정에서의 대변 검사다. 나는 바이브런트 웰니스Vibrant Wellness의 거트 주머 Gut Zoomer를 추천한다. 이 대변 검사는 어떤 병원균을 죽여야 하는지 알려줄 뿐 아니라 좋은 박테리아가 적절한 균형을 이루고 있는지도 알려준다. 호르몬 균형을 맞추거나, 살을 빼거나, 만성 통증을 멈추거나, 뇌에 행복을 되찾아 주고자 노력하는 사람에게 대단히 유용하다.

에스트로볼롬에서 내가 가장 좋아하는 박테리아는 락토바실러스 루테리Lactobacillus reuteri와 락토바실러스 람노서스Lactobacillus rhamnosus다. 프로바이오틱스를 구입할 때 이 두 박테리아를 살펴야 한다. 이들은 에스트로겐의 균형을 찾아주는 박테리아다. 내가 가장 좋아하는 갱년기 여성용 보충제인 페미크린 바이 시스테믹 포뮬러Femicrine by Systemic Formulas에 이 두 가지 박테리아가 포함되어 있다.

이 두 박테리아를 키울 수 있는 방법 중 하나는 식단에 파이토에스트로겐phytoestrogen을 더 추가하는 것이다. 다음은 에스트로볼롬을 지원하는 유용한 파이토에스트로겐이다.

유용한 파이토에스트로겐

•서양 승마	•유기농 커피	•감초 뿌리
•브로콜리	•당귀	•오렌지
•당근	•달맞이꽃	•레드 클로버
•체이스트베리	•콩류(콩, 완두콩, 땅콩)	•유기농 콩(두부, 템페, 된장, 두유)

갱년기 리셋, 봄을 되찾다!

✦✦
간을 행복하게

간은 에스트로겐을 분해하는 또 다른 기관이다. 간, 담낭, 소장은 긴밀한 협력 관계에 있다. 장내 미생물을 아무리 잘 관리해도 간에 과도한 스트레스를 준다면 결국 호르몬 균형은 깨진다.

다음은 최적의 간 기능을 위한 몇 가지 모범 사례다.

- 알코올, 약물, 튀긴 음식, 단 디저트와 같은 간의 스트레스 요인을 최소화한다.
- 방울 양배추, 브로콜리, 콜리플라워와 같은 십자화과 채소의 섭취를 늘린다.
- 피마자유로 온찜질을 한다. (주 3회)
  냉온 압착 피마자유를 천(부드러운 울이나 면)에 묻혀 간 위치(환부)에 대고 1시간 정도 온찜질한다. 이때 온열 찜질팩 등을 사용하여 온도가 뜨겁게 유지되도록 한다.
- 커피 관장을 시도한다(주 1회).
- 기능이 저하되었을 수 있는 간에 주요 영양소를 공급하는 보충제를 섭취한다.

✦✦
장에서 병원균을 몰아내자

장내 미생물에 대해 마지막으로 언급해야 할 것이 있다. 좋은 박테리아가 부족할 뿐만 아니라 병원균을 죽여야 하는 상태일 수도 있다는 점이다. 병원균은 장내 마이크로바이옴을 괴롭히는 불한당이다. 병원균은 장내 지형을 장악해 좋은 박테리아가 성장하기 어렵게 만든다. 또한 식욕을 조절하고 불쾌한 증상을 유발할 수 있다.

병원균은 기생충, 바이러스, 박테리아, 곰팡이 등 다양한 형태를 띤다. 호르몬 균형에 가장 큰 피해를 주는 병원균은 칸디다 알비칸스Candida Albicans다. 칸디다 알비칸스는 설탕, 정제 탄수화물, 알코올을 갈망하게 만드는 곰팡이다. 이 곰팡이는 브레인 포그를 유발하고, 체중 감량을 어렵게 만들며, 칸디다증(질 효모 감염)의 원인이 된다.

장에 이런 병원균이 있는지 파악하는 데에는 여러 가지 방법이 있다. 식탐은 좋은 체크 포인트가 될 수 있다. 단 음식에 대한 통제할 수 없는 식탐이 있는 환자들은 대개 칸디다 알바칸스를 가지고 있다. 칸디다 알바칸스가 선호하는 연료 공급원은 당이기 때문에 이 병원균은 자신의 생명을 이어나가기 위해 당신에게 당을 갈망하도록 만든다. 발진, 피부 가려움, 반복되는 질 감염과 같은 전형적인 효모 증상이 그렇듯이, 브레인 포그나 귀울림과 같은 증상도 칸디다증의 징후다.

아침에 일어나자마자 혀를 살펴보라. 혀에 흰색이나 노란색 설태가 있다면 이 역시 칸디다증의 징후다. 설태는 단식 중일 때 더 잘 드러난다. 거트 주머^{Gut Zoomer}와 같은 대변 검사를 통해서도 장에 칸디다 알바칸스 병원균이 존재하는지 확인할 수 있다.

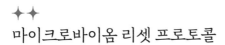

마이크로바이옴 리셋 프로토콜

장내 마이크로바이옴에는 많은 것들이 있다. 장내 마이크로바이옴은 연약하고 복잡한 시스템으로, 잘 보살필 수만 있다면 큰 도움이 될 것이다. 마이크로바이옴이 전반적인 건강에 갖는 중요성 때문에, 모든 환자에게 적용하는 마이크로바이옴 리셋 프로토콜을 소개하고 싶다.

다음은 이 장에서 이야기한 다른 권장 사항에 덧붙여 일상의 루틴으로 만들 수 있는 세 가지 주요한 사항이다.

● 치약을 바꾼다

입안의 좋은 박테리아에게 먹이를 주는 프리바이오틱 치약을 적극 권한다. 이들 좋은 박테리아는 탄수화물 소화를 시작하는 데 중요한 역할을 하는 타액 내의 아밀라아제 효소와 상호 작용하면서 음식물의 초기 분해를 돕는다. 입안의 유익한 박테리아가 부족하면 이런 처리가 부족한 상태에서 음식물이 위로 넘어갈 수 있다. 이는 위에서 칸디다 균을 증식시키는 원인이 될 수 있다. 내가 환자들에게 추천하는 브랜드는 레비틴Revitin이다.

● 프로바이오틱스 로션을 사용한다

프로바이오틱 로션은 피부의 유익한 미생물을 지원하며 피부 건강을 개선하는 데 유용하다. 샤워 후 모공이 열린 깨끗한 상태의 피부에 로션을 바르면 유익한 미생물의 흡수가 증진되며 피부의 수분 유지 및 보호 기능이 강화된다. 피부와 장의 연관성을 기억하는가? 피부와 장 모두 면역계의 중요한 부분으로 피부에서 발생하는 염증 반응이 장 건강에 영향을 줄 수 있다. 이러한 상호 작용을 고려하여 피부 건강에도 주의를 기울이는 것이 좋다. 내가 가장 좋아하는 제품은 시스테믹 포뮬러의 스킨 콜로나이저Skin Colonizer다.

● 부족한 미생물을 대체한다

매일 주요한 보호 박테리아를 장에 넣어주는 것이 중요하다. 하지만 대부분의 식품이 재배되는 토양에는 미네랄과 유익한 박테리아가 부족하다. 때문에 나는 인텔리전스 오브 네이처의 이온 거트 서포트Ion Gut Support라는 보충제를 추천한다. 이는 과거 토양에 존재했던, 지금은 부족한 박테리아를 보충하는 데 도움을 준다. 이 제품은 많은 환자들이 미생물 결핍으로 인해 병에 걸렸다는 사실을 깨달은 내분비학자 잭 부시Zach Bush 박사가 만든 것이다.

그는 먹거리가 자라는 토양에서 더 이상 면역 기능에 도움이 되는 좋은 박테리아를 찾기 어렵다는 사실을 깨닫고 좋은 박테리아를 환자들의 장에 주입했고 환자들이 치유되는 것을 목격했다. 부시 박사와 그가 이끄는 연구팀은 현미경을 통해 이 박테리아를 섭취하고 20분 내에 누수 중인 장이 막히는 것을 확인했다. 새는 장이 막히면 독소가 더 이상 혈류로 유입되지 않는다. 결핍된 미생물의 이런 치유력 때문에 나는 모든 환자에게 이 보충제의 지속적인 복용을 권한다. 코 점막을 위한 보호 박테리아를 제공하는 데 도움을 주는 비강 스프레이도 있다.

마이크로바이옴에 힘을 실어주기 위해 할 수 있는 일이 많다는 것을 느꼈기를 바란다. 마이크로바이옴은 새로운 개척지다. 연구자들이 박테리아가 우리 몸에 얼마나 도움이 될 수 있는지의 측면에서 하루가 다르게 새로운 것을 발견하고 있다. 당신도 할 수 있다. 마이크로바이옴 리셋은 재미있는 과제가 될 수 있다.

메리 이야기

메리는 40대 후반이 되면서부터 극심한 편두통, 불면증, 심한 탈모를 경험했고 이는 일과 개인 생활에 극적인 영향을 주었다. 그녀는 회복 방법을 알지 못한 채 갱년기의 한가운데에 있었다. 그녀의 삶은 무너지고 있었다. 엄청난 스트레스를 받았고 피로했으며 불행했다. 그녀는 필사적으로 해답을 찾고 있었다.

메리는 30대 초반부터 부신, 갑상샘, 소화기의 불균형으로 인해 만성 피로를 겪어왔다. 30대의 대부분을 이런 질환을 치료하는 데 보냈다. 이후 40대 중반이 되자 그 모든 증상이 다시 나타났다. 그녀는 이미 건강한 팔레오 항염증 식이 요법을 진행하고 있었고, 생활 습관을 크게 바꾸었으며, 요가와 명상 수련을 열심히 하고 있었다.

메리가 가진 남다른 능력 중 하나는, 특히 건강에 관해 믿기 힘들 정도로 집요하고 적극적이라는 것이다. 수많은 전인의학 의사를 찾아다녔고, 건강에 좋은 일이라면 무엇이든 기꺼이 했다. 이 모든 노력에도 불구하고 실망스럽게도 여전히 건강은 나아지지 않았다. 잠 못 이루는 밤과 과도한 탈모로 인해 불안과 스트레스가 엄청나게 커진 그녀에게는 새로운 해결책이 절실했다.

그녀는 내 첫 책, 『리셋 팩터(The Reset Factor)』를 읽고 신체를 치유하는 내 맞춤형 멀티 테라피 접근법에 공감했다. 이후 나에게 상담을 요청했다. 처음 그녀와 마주했을 때 내게는 한 가지 목표가 있었다. 메리가 증상의 근본 원인을 파악할 수 있도록 돕는다는 것이었다.

메리와 함께 가장 먼저 한 일은 일련의 기능의학 검사를 통해 그녀가 왜 낫지 않는지 알아내는 것이었다. 검사 결과 장 누수, 부신 피로, 낮은 프로게스테론과 에스트로겐 수치가 드러났다. 나는 이 결과를 이용해 내가 좋아하는 몇 가지 치유 도구를 결합한 그녀의 건강 전략을 만들었다. 메리의 몸 중 치유가 필요한 부위는 장이었다. 장 건강을 위한 올바른 경로를 찾자 호르몬도 개선되었고, 곧 건강을 되찾았다. 더 이상 편두통, 불면증, 불안, 피로, 탈모를 겪지 않는다.

내가 메리를 처음 검사한 때로부터 2년이 흘렀다. 이제 그녀는 활력이 넘친다. 지난해에는 건강상의 문제없이 발리와 이탈리아를 여행한다는 꿈도 이룰 수 있었다. 그녀는 이제 자신을 위한 모든 치유의 길이 장으로 이어진다는 것을 알고 있다. 최고의 상태를 유지하고 싶다면 내가 가르친 도구들을 사용해 장을 좋은 상태로 유지하면 된다. 그녀는 수십 년 동안 느껴보지 못한 좋은 기분을 느낄 뿐 아니라 건강에 대한 통제력을 되찾았다. 정말 멋진 위치에 서게 된 것이다.

✦✦
마이크로바이옴 리셋을 위한 단계

- 만지거나 섭취하는 항균제의 양을 최소화한다.
- 합성 화학 물질과 유해한 기름이 가득한 독성 가짜 식품을 피한다.
- 폴리페놀, 프리바이오틱스, 프로바이오틱스가 풍부한 식품을 추가한다.
- 간 건강을 촉진한다.
- 에스트로볼롬을 키운다.
- 병원균을 검사하고 제거한다.
- 매일 마이크로바이옴 리셋을 따른다.

지난 23년 동안 기능의학이 건강의 측면에 크게 기여한 것은 고무적인 일이었다. 건강을 바라보는 방식에 많은 변화가 있었다. 예전에는 건강이 오로지 유전자에 의해 결정된다고 생각했다. 그러다가 후생 유전학이라는 과학에 대해, 그리고 우리의 라이프스타일이 어떻게 유전자를 켜고 끌 수 있는지에 대해 알게 되었다.

이후 2007년에 인간 미생물체 프로젝트**가 시작되면서 유전자를 바라보는 방식은 한 번 더 바뀌었다. 6년에 걸친 이 프로젝트로 몸속과 몸 위의 박테리아가 유전자 발현에 엄청난 영향을 미친다는 것을 발견했다. 또한 인간 미생물체 프로젝트는 대사에 강력한 영향을 미치고, 콜레스테롤을 낮추고, 신경 전달 물질을 생성하고, 면역 체계를 조절하는 유용한 박테리아를 존중하는 마음을 갖게 했다.

이 모든 이야기의 결론은 무엇일까? 우리는 이 박테리아를 더 잘 관리해야만 한다는 것이다. 인간 미생물체 프로젝트의 탄생 이후, 박테리아가 우리 건강에 얼마나 기적적인 역할을 할 수 있는지에 대한 연구가 점점 더 많이 부각되고 있다. 흥미로운 시점이다. 이 유용한 미생물에게 먹이를 주는 데 익숙해지면 미생물이 당신을 얼마나 기분 좋게 만들 수 있는지 알게 될 것이다.

---

* 인간 미생물체 프로젝트(HMP, Human Microbiome Project): 사람의 몸에 서식하는 미생물군 유전체 연구.

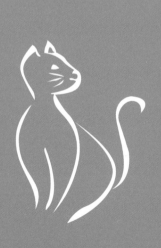

해독이 라이프스타일보다
중요할까?

우리는 인류 역사상 가장 독성이 강한 시대에 살고 있다. 지난 60년 동안 87,000개가 넘는 새로운 화학 물질이 우리 환경에 유입되었다. 이들 독소는 우리의 음식, 물, 토양에 유입되었다. 가구, 미용 제품에도 스며들었고, 옷을 만드는 직물에 섞였다. 심지어 치과 의자에 앉아 있거나, 매년 독감 예방 주사를 맞을 때, 약을 먹을 때도 독소에 노출된다.

이런 독소 중 상당수는 암을 유발하는 발암 물질carcinogen이라고 알려져 있으며, 신경독neurotoxin이라 불리는 독소는 신경 조직을 손상시킨다. 이들 독소는 신체 조직에 침투하여 건강한 조직을 손상시키는데 그 어느 때보다 빠른 속도로 생체 내에 축적되고 있으며, 이로 인해 인체는 고통을 겪고 있다.

갱년기 여성만큼 독소 부하 증가로 고통받는 사람은 없다. 왜일까? 갱년기 동안의 급격한 호르몬 변화는 신체 조직을 자극해 독소를 방출케 한다. 예를 들어, 뼈에 있던 납이 갱년기에 배출되는 경우가 많다. 이렇게 방출된 납은 신체의 다른 부위로 이동해 갱년기 여성의 호르몬 문제를 악화시킨다. 독소는 신경 조직과 지방에 축적되기를 즐긴다. 뇌는 신경 조직과 지방, 이 두 가지로 이루어져 있다. 이로 인해 뇌는 독소의 생체 내 축적에 매우 취약해진다. 하지만 우리 몸은 기적과도 같이 설계되어 있다는 점을 잊지 말라. 뇌를 유해한 화학 물질로부터 보호하기 위한 보호 장벽이 있다. 이를 혈액뇌장벽blood-brain barrier이라고 한다.

그런데 혈액뇌장벽이 뇌를 보호하고 있지만 예외가 되는 부분이 있다. 시상하부, 뇌하수체, 송과선의 세 영역이다. 이들 영역은 모든 호르몬 생성을 통제한다. 이곳에 독소가 자리를 잡으면 호르몬 체계 전체에 혼란이 찾아온다.

라이프스타일이 얼마나 깨끗한지는 문제가 되지 않는다. 뇌를 해독하는 것이 열쇠다. 이것이 이미 저하된 호르몬의 균형을 되찾는 길이다. 내게 일어난 일이 바로 이것이다. 갱년기가 심하게 찾아왔을 때 나는 누구보다 깨끗하고 건강한 라이프스타일에 가깝게 살고 있었다. 그런데도 극심한 열감, 수면 장애, 감정 기복, 맑지 않은 정신, 활력 저하를 경험하고 있었다. 내가 해결하지 못한 부분이 바로 독소 부하였다. 이런 환경 독소를 해독하는 방법을 배우고 나서야 내 삶을 되찾을 수 있었다. 이 장에서는 어떤 독소를 찾아야 하는지, 몸에서 독소를 적절히 해독하기 위해 어떤 일을 해야 하는지 이야기할 것이다.

해독에 있어서 가장 먼저 해야 할 질문은 "내게 가장 큰 영향을 주는 것이 어떤 독소인가?"와 "도대체 어떻게 해야 독소를 제거할 수 있는가?"다. 독소 부하를 관리할 때 가장 어려운 부분은 일상에서 노출되는 방대한 양의 독소를 파악하는 것이다. 나는 지난 60년 동안 우리 환경에 유입된 87,000여 종의 화학 물질에 대해 이해하기 위해 노력했다. 어떤 독소가 가장 해로운지 진상을 규명하기 위해 고된 연구 과정을 거쳐야 했다. 여기에서는 화학 물질 목록을 길게 나열하며 당신을 지루하게 하지 않고 전체를 세 가지 주요 범주, 바로 영속적 화학 물질, 내분비계 교란 물질, 중금속으로 분류해 설명할 것이다.

✦✦ 결코 없어지지 않는 화학 물질

과불화화합물PFAS(Pe & Polyfluoroalkyl Substance)은 환경 잔류성이 대단히 강하고 체내에 빠르게 축적되는 5,000여 품목의 화학 물질을 가리킨다. PFAS는 면역 기능 저하, 갑상샘 질환, 신장 질환, 콜레스테롤 수치 상승, 생식 기관 문제와 관련이 있다. 이런 화학 물질의 가장 무서운 점은 암을 일으킬 가능성이 있으며 몸에서 쉽게 배출되지 않는다는 것이다. 여러 연구에 따르면 PFAS는 환경에서 92년, 인체에서는 8년의 반감기를 가진다는 사실이 밝혀졌다. 왜 '결코 없어지지 않는 화학 물질'이라고 부르는지 알겠는가? 이 끔찍한 독소는 오랫동안 우리 몸에 남는다.

PFAS는 신체의 한 부분에만 영향을 미치는 것이 아니라 전신에 작용한다. 환경 실무 그룹*에 따르면, 면역 체계는 영속적 화학 물질에 특히 취약하며, 새로운 연구들은 PFAS 노출과 면역 기능 저하, 백신 효과 저하, 자가 면역 질환의 위험 증가 사이에 강한 연관성이 있다고 밝히고 있다.[7]

이 문제에 대해 잠시 생각해 보라. 독감이 유행할 때 회사에

---

* 환경 실무 그룹(Environmental Working Group): 미국의 환경 보호 단체.

나간 적이 있는가? 감기에 걸린 동료가 있고 그렇지 않은 동료가 있었을 것이다. 왜일까? 독성 부하가 면역 반응의 정도에 영향을 미친다면 어떻게 해야 할까?

자가 면역 질환이 증가하는 상황은 어떤가? 전체 자가 면역 질환 중에 유전적 특징이 미치는 영향은 30퍼센트에 불과하며 자가 면역 질환의 70퍼센트는 환경 독소 때문이다.[8] 여성은 남성보다 자가 면역 질환 발병률과 유병률이 높으며, 다발성 자가 면역 질환 환자의 85퍼센트 이상이 여성이다. 자가 면역 질환은 갱년기와 같은 광범위한 호르몬 변화의 시기에 종종 나타난다.[9]

이들 화학 물질을 피하려면 어떻게 해야 할까? 안타깝게도 이들을 완벽하게 피하는 것은 거의 불가능하다. 마시는 물, 식품 포장재, 실내 장식 재료, 매트리스, 카펫에 사용하는 난연제, 얼룩 방지제, 항균제, 테프론 프라이팬, 심지어 옷에도 화학 물질이 포함되어 있다. 다음은 화학 물질에 노출되는 것을 방지할 수 있는 몇 가지 방법이다.

- 테프론 코팅 프라이팬 대신 주물 프라이팬을 사용한다.
- 스티로폼, 플라스틱, 판지로 된 포장 용기에 들어 있는 음식을 피한다.

- 가구를 살 때는 유기농 소재를 사용한 제품을 선택한다.
- 오염 물질을 제거해 주는 역삼투압 정수 필터를 구입한다.

체내 호르몬 체계를 망가뜨리는 화학 물질

체내 호르몬 체계에 영향을 주는 화학 물질, 즉 내분비계 교란 화학 물질EDCs(Endocrine Disrupting Chemicals)은 우리의 환경 어디에나 있다. 내분비계 교란 물질이 유방암이나 난소암과 같은 호르몬 관련 암을 유발한다는 이야기를 들어보았을 것이다. 하지만 이들 화학 물질은 암 외에도 다양한 건강 문제를 일으킬 수 있다. 에스트로겐과 프로게스테론의 균형을 무너뜨려 탈모, 열감, 불안, 불면증, 이유 없는 체중 증가로 이어지게 할 수 있다. 다음은 가장 흔한 내분비 교란 물질들이다.

- 비스페놀 ABPA(Bisphenol A) 플라스틱
- 폴리염화비페닐PCB(Polychlorinated Biphenyls)
- 디클로로디페닐트리클로로에탄DDT(Dichlorodiphenyltrichloro ethane) 및 기타 살충제

- 다이옥신Dioxin

- 파라벤Paraben

- 프탈레이트Phthalate

- 중금속

　내분비 교란 화학 물질은 천연 호르몬과 유사한 구조를 가지고 있어 호르몬 수용체와 결합할 수 있다(그래서 '환경 호르몬'이라고도 부른다). 그렇기 때문에 천연 호르몬이 결합해야 할 수용체 부위를 막는 결과를 초래한다. 수용체 부위는 호르몬이 세포로 들어가 우리 몸의 특정 작용을 활성화할 수 있도록 하는 세포의 통로다. 예를 들어, T3 호르몬은 세포로 들어가 대사를 활성화하는데 독소가 수용체 부위를 막고 있다면 T3 호르몬이 세포로 들어가지 못하게 되어 대사가 느려진다. 이런 작용으로 인해 호르몬 불균형과 관련된 기타 건강 문제가 발생할 수 있는 것이다.

　뇌가 특정 내분비샘에 호르몬을 분비하라는 신호를 보내는 것을 기억하는가? 뇌가 건강하고 내분비샘이 잘 기능하더라도, 수용체 부위가 차단되어 호르몬 불균형 증상을 보일 수 있다. 이는 갑상샘 문제에서 흔히 볼 수 있는 시나리오이다.

　많은 여성들이 갑상샘 문제의 징후를 경험하지만 의사는 혈액 검사 결과만 보고는 괜찮다고 말한다. 정작 우리는 괜찮지 않은데 말이다. 더 나쁜 것은 갑상샘 기능 문제로 약물 치료를 받는 많은 여성들이 여전히 끔찍한 몸 상태로 고통을 받는다는 점이다. 당신이 이런 상황이라면 갑상샘 자체의 문제가 아니라 호르몬 수용체 부위가 막혀 있기 때문일 가능성이 높다.

내분비 교란 물질에 대한 노출을 최소화하면 호르몬 건강에 큰 차이를 만들 수 있다. 내분비계 교란 물질을 낮추는 데 가장 효과가 큰 방법은 다음과 같다.

● 미용 제품의 성분을 따져본다

싱크 더티Think Dirty는 브레스트 캔서 프리벤션 파트너스Breat Cancer Prevention Partners가 개발한 앱이다. 이 앱으로 미용 제품을 스캔해 발암 물질, 호르몬 교란 물질, 알레르기 유발 항원이 포함되어 있는지 확인해 보라. 나는 환자들에게 피부나 모발에 적용하는 모든 제품을 스캔하라고 권한다. 이런 제품들은 싱크 더티 척도에서 3점 이하여야 한다.**

** 싱크 더티는 미국과 캐나다 유통 제품의 데이터베이스를 기반으로 한다. 인터넷에는 화장품 성분표 보는 법, 유해한 화장품 성분 목록 등 참고할 만한 정보가 많다. 관련 정보를 찾아보는 것도 도움이 될 것이다.

갱년기 리셋, 봄을 되찾다!

● 유기농 식품을 먹는다

유기농 식품을 먹는 것은 더 이상 히피들만이 하는 일이 아니다. 유기농 식품 섭취는 건강을 유지하고 질병을 예방하고자 하는 모든 사람에게 필요한 일이다. 살충제는 발암 물질로 알려져 있을 뿐 아니라 호르몬 수용체도 차단한다.

살충제에 특히 취약한 내분비샘은 갑상샘이다. 살충제는 갑상샘 호르몬의 수용체 부위를 막아 건강한 갑상샘 조직을 파괴할 수 있다. 갑상샘은 흔히 탄광의 카나리아***라고 불린다. 갑상샘의 기능 장애는 독성 부하가 높다는 신호다.

현재는 어디에서나 유기농 식품을 구할 수 있다. 비용이 걱정된다면 우선은 육류부터 유기 축산물(유기농)로 바꾸는 것이 좋다. 농약 잔류물이 과일과 채소보다 사실상 농약에 노출된 풀이나 곡식 사료를 먹은 가축에 더 많을 수 있기 때문이다.****

다음 단계는 농산물 우수 관리 제도(GAP)에 의거해 농약, 중금속, 잔류성 유기 오염 물질 또는 유해 생물 등의 위해 요소를 적

*** 카나리아는 호흡기가 민감해 독성 물질 누출에 가장 먼저 반응하기 때문에 20세기 초까지 탄광에서 독성 물질 누출을 경고하는 용도로 널리 사용되었다.

**** 특정 환경 유해 물질이나 농약은 식물에서 동물로, 그리고 더 큰 포식자로 이어지면서 농축된다. 따라서 유기농 인증을 받은 유기 축산물을 선택하는 것이 농약 잔류물을 줄일 수 있는 가장 좋은 방법이라 할 수 있다.

절하게 관리하는 식품을 선택하는 것이다. 이것은 유기농 과일과 채소를 알려주는 표시이며, 살충제를 많이 뿌리지 않는 과일과 채소가 어떤 것인지(즉, 일반 과일과 채소를 구입해도 괜찮은지) 알려주는 유용한 목록이다.

● 플라스틱 사용을 피한다

BPA 플라스틱 역시 호르몬을 파괴한다. 이들은 모든 내분비샘에 피해를 줄 뿐 아니라 수용체 부위를 막고 뇌에 자리를 잡는다. 아직도 음식을 담을 때 비닐봉지나 플라스틱 용기를 이용한다면 이제 멈춰야 할 때다. 플라스틱 속의 화학 물질은 음식에 침출되어 갱년기 증상의 원인이 된다.

나는 물이나 남은 음식을 보관할 때 유리 용기를 사용하는데 이것은 쉽게 실천할 수 있는, 건강을 지키는 아주 유용한 방법이다. 주방에 들어가 플라스틱이 함유된 것으로 보이는 모든 것을 버리는 데는 단 하루밖에 걸리지 않는다. 잠 못 이루는 밤, 반복되는 열감으로부터 당신을 구하는 가치 있는 일이다.

● 독성 물질을 보는 눈을 키운다

먹고, 마시고, 숨 쉬고, 만지는 모든 것을 독성 물질을 판별하는 시선으로 보도록 해야 한다. 항상 이렇게 자문해야 한다. "이 안에 화학 물질이 들어 있을까? 천연 버전을 찾을 수는 없을까?" 나는 이것을 수평적 변화라고 부른다. 독성이 있는 것을 천연의 것으로 바꾸도록 하라. 쉽게 바꿀 수 있는 좋은 사례는 방향제다. 자동차나 가정에서 사용하는 상업용 방향제는 내분비 교란 물질로 알려져 있다.[10] 그것들을 에센셜 오일이나 디퓨저로 대체할 수는 없을까? 포장된 음식은 어떨까? 직접 만들 수 있는 것은 무엇일까? 예를 들어, 전자레인지를 사용하는 팝콘에는 엄청난 독성이 있다. 나는 유기농 팝콘 알갱이를 사서 집에서 직접 팝콘을 만든다. 내분비 교란 물질과 영속적 화학 물질을 피할 수 있을 뿐 아니라 팝콘에 뿌리는 버터도 목초를 먹여 키운 소젖으로 만든 것을 선택할 수 있다.

모든 것을 독성 물질을 판별하는 눈으로 바라보면 더 건강하고 독성이 없는 제품을 선택하는 일이 제2의 천성으로 자리 잡게 될 것이다. 첫 번째 단계는 인식이다. 자동차를 쇼핑하는 것과 마찬가지다. 원하는 자동차를 알게 되면 도로 곳곳에서 그 차가 눈에 띈다. 독소도 마찬가지다. 독성 물질을 식별하게 될 뿐 아니라 음식이 신선한지 독성이 있는지 알 수 있는 미각도 발달한다. 미각은 훈련할 수 있는 근육이다. 미각을 훈련하면 장기적으로 건강 상태가 크게 개선될 것이다.

호르몬으로 인해 고통을 겪던 완경 상태의 54세 환자 테리가 바로 이런 경험을 했다. 그녀는 3년 넘게 생리가 없었는데도 열감과 수면 장애가 있었고, 아무리 노력해도 체중을 줄일 수 없었다. 나는 그녀에게 DUTCH 검사를 하도록 했고, 유해한 에스트로겐 대사 산물의 수치가 극히 높다는 것을 발견했다. 그녀는 독성 환경을 파악하는 일에 익숙하지 않았다. 나는 테리가 매일 지속적으로 노출되고 있는 독성 물질을 찾아보았다. 당시 테리는 유기농 식품을 고려하지 않았고, 사용하는 가정용 세제와 미용 제품에는 강한 독성이 포함되어 있었다. 바쁘고 활동량이 많은 그녀는 플라스틱에 포장된 음식도 자주 사 먹었다.

그녀는 건강을 되찾으려면 생활 습관을 바꿔야 한다는 것을 깨닫고 몇 개월에 걸쳐 해로운 습관을 고쳤다. 독성 환경에 큰 변화가 생길 때마다 그녀의 증상은 나아졌다. 1년이 지나지 않아 열감이 사라졌고 마침내 체중이 줄기 시작했으며 다시 숙면을 취하게 되었다. 일상 환경에서 독소를 제거함으로써 그녀의 삶은 180도 달라졌다. 나는 그녀가 정말 자랑스럽다.

✦✦ 악몽 같은 존재 중금속

중금속은 갱년기 여성에게 악몽 같은 존재다. 납과 수은 등의 다양한 금속이 체내 조직에 머물다가 사춘기, 임신, 갱년기 등 호르몬의 변동이 있는 시기에 혈류로 방출된다. 혈류로 들어간 중금속은 종종 뇌로 이동해 호르몬을 조절하는 뇌 영역을 아수라장으로 만들기도 한다.

중금속은 모든 독소 중에서 가장 해롭다. 기억력 감퇴, 우울, 짜증, 불면 등의 주원인이 될 수 있다. 이런 중금속은 오랫동안 자신도 모르는 사이에 축적된다. 심지어 어머니 배 속에 있을 때 물려받는 경우도 있다. 어머니나 할머니 때부터 수 세대에 걸쳐 노출되어 금속 부하가 높은 사람도 있다. 나도 이런 이유로 힘든 갱년기를 보내야 했다.

중금속은 저장된 조직에서 방출되기 때문에 알지 못하는 사이에 영향을 미치기 시작한다. 갱년기 여성이 "갑자기 수면 장애를 겪기 시작했어요", "살을 뺄 때 사용하던 모든 방법이 더 이상 통하지 않아요", "너무 짜증을 내고 기복이 심해 남편에게 미안해요"라고 말한다면 중금속 독성을 겪고 있는 것이다. 이런 것들은 중금속이 방출되고 있다는 전형적인 신호다.

갱년기를 롤러코스터로 만드는 가장 흔한 두 가지 금속은 납과 수은이다.

● 납

나는 수천 명 환자의 중금속 검사 결과를 봤지만 납이 검출되지 않은 환자는 단 한 명도 없었다. 납은 뼈 안에 존재한다. 갱년기 동안에는 납이 혈류로 방출돼 신경을 자극하고 뼈를 약화시키며 기억력을 저하시킨다.

나는 납 농도가 높은 갱년기 여성이 골다공증, 만성 통증, 우울증을 경험하고, 단어를 생각해 내는 데 어려움을 겪기 시작하는 경우를 수없이 보았다. 이는 납 독성의 전형적인 징후다. 나는 납을 억제제라고 생각한다. 납은 생각의 속도를 늦추고, 즐거움을 빼앗고, 뼈를 약화시키고, 만성 두통을 불러온다.

● 수은

반면 수은은 자극성이다. 수은은 불안, 짜증, 초조함을 느끼게 하고 밤에 잠을 설치게 하는 금속이다. 수은은 흥분제에 가깝다. 갱년기 여성은 프로게스테론 수치 감소로 인해 이미 불안감이 높은데, 여기에 높은 수은 부하까지 추가되면 짜증이 는다. 독성 중금속에 대한 노출을 최소화할 수 있는 방법이 있다. 그것은 다음 목록을 참고해 중금속에 노출될 수 있는 환경을 최소화하는 것이다.

- 치과(아말감 충전재와 크라운)
- 독감 예방 주사
- 생선
- 납 성분 페인트를 사용한 주택 리모델링
- 미용 제품, 특히 립스틱
- 도기 식기
- 식수
- 중금속에 오염된 토양에서 자란 채소와 과일

✦✦
중금속과 환경 독소 해독 단계

중금속과 환경 독소는 배출이 가능하지만 단식, 자가 포식 촉진, 해독 주스, 대장 클렌징만으로는 불가능하다. 중금속과 환경 독소를 해독할 때 취해야 할 단계는 다음과 같다.

● 1단계: 독성 부하를 파악한다

독소는 조직에 저장되어 있기 때문에 독소 부하가 얼마나 높은지 정확히 알기가 어렵다. 혈액 및 모발 검사도 현재 체내에서 순환하는 독소에 대해서만 말해 줄 뿐이다. 뼈, 지방 또는 신경 조직에 무엇이 저장되어 있는지는 알려주지 않는다. 그래서 나는 환자들에게 중금속 검사를 권한다. 이 검사는 DMSA와 같은 자극제를 복용해 조직에 저장된 금속을 소변으로 배출시켜 그 정도를 측정하는 소변 검사다. 독성 부하 검사로 얼마만큼의 해독이 필요한지 알 수 있으므로 행동 계획을 세우는 데 도움이 된다.

● 2단계: 해독 경로를 연다

강한 인공 합성 화학 물질의 해독을 시작하기 전에 해독 기관이 건강하고 해독을 할 준비가 되어 있는지 확인해야 한다. 주요 해독 기관은 간, 장, 신장, 피부, 림프계다. 해독 경로를 열고 해독 기관을 지원하는 전략은 다음과 같다.

마른 빗질

마른 빗질은 천연 유기농 브러시로 전신의 피부를 자극하는 기법이다. 이는 혈액 순환을 강화하고 림프 흐름과 배출을 촉진해 해독에 도움을 준다. 마른 빗질은 각질 제거 과정에서 막힌 모공을 열어준다. 또한 신경계를 자극해 활기를 북돋운다. 나는 마른 빗질을 무척 좋아한다.

적외선 사우나

적외선 사우나는 일반 사우나와는 다르다. 적외선은 세포의 온도를 안에서 바깥으로 높인다. 세포의 온도가 안쪽에서부터 높아지면 염증을 태우고, 독소를 배출하고, 세포의 호흡 능력을 회복시킬 수 있다.

커피 관장

커피 관장은 부담스럽게 들릴 수 있지만, 많은 환자들이 이를 통해 인생이 바뀌는 경험을 했다. 커피 관장은 말 그대로 물 대신 커피를 사용하는 관장이다. 커피 관장을 하면 총담관, 즉 간에서 독소를 배출하는 통로가 확장된다.

적생광 요법

적색광은 치유의 빛이다. 내가 운영하는 클리닉에서는 세포 치유를 촉진하기 위해 항상 적색광을 사용한다. 세포에 적색광을 비추면 세포 외막이 치유되고 미토콘드리아가 활성화된다. 미토콘드리아는 세포 내에서 해독을 시작한다.

펄스 전자기장 요법

미토콘드리아는 세포의 배터리다. 배터리가 부족하면 세포에 염증이 생기고 독소가 빠져나오지 못한다. 펄스 전자기장 PEMF(Pulse Elector Magnetic Field) 요법은 세포에 건강한 전자기 주파수를 보내 미토콘드리아에 동력을 공급함으로써 해독을 다시 할 수 있게 만든다.

고압 산소 치료

산소 역시 해독 시 세포에 도움이 된다. 나이가 들면서 세포가 산소를 끌어들이는 능력이 저하된다. 고압 산소는 산소가 세포에 쉽게 들어갈 수 있도록 압축된 산소다. 세포에 산소가 많아지면 미토콘드리아가 치유되어 독소를 세포 밖으로 쉽게 밀어낼 수 있다.

보충제

메틸화를 기억하는가? 세포 내에서 메틸화가 일어나려면 많

갱년기 리셋, 봄을 되찾다!

은 영양소가 필요하다. 비타민 B군과 코엔자임Q10(코큐텐) 같은 영양소 말이다. 그리고 해독 경로를 여는 데 도움이 되는 보충제는 시스테믹 포뮬러의 MORS가 좋다. 이 보충제는 적절한 메틸화 과정을 지원하고 세포의 해독을 돕는다.

이것은 내가 운영하는 클리닉에서 환자들이 쉽게 해독을 할 수 있도록 돕는 중추적인 도구들이다. 여기서 제시한 여러 기법의 과학적 근거는 〈열한 걸음〉에서 찾아볼 수 있다.

● 3단계: 우선 몸에서 독성을 제거한다

독소가 갱년기 증상의 원인이라는 것을 이해하면 당장 뇌 해독에 뛰어들고 싶은 충동을 느낄 것이다. 뇌에서 독소를 바로 제거하고 싶어지는 것은 당연한 일이다. 뇌에 독소가 없어지면 갱년기 증상은 극적으로 달라질 것이다.

다만 꼭 알아야 할 것이 있다. 뇌에서 독소가 제거되면 독소는 간, 장, 신장, 림프계를 거치게 된다. 따라서 이런 기관들의 해독을 우선적으로 할 것을 권한다. 그렇지 않으면 가득 찬 부엌 쓰레기통을 더 꽉 찬 집 밖 쓰레기통에 비우는 꼴이 될 것이다. 독소가 다른 조직으로 흘러가는 것에 불과하다.

몸을 해독하는 최선의 방법은 다음과 같다.

- 보충제나 십자화과 채소 섭취로 글루타티온 수치를 높인다.
- 좋은 지방 섭취를 늘려 세포막 기능을 개선한다.
- 활성탄, 제올라이트, DMSA 같은 바인더*****를 사용한다.
- 보충제나 황이 풍부한 식품 섭취를 늘려 메틸화를 개선한다.

● **4단계: 뇌에서 독소를 제거한다**

삶을 되찾을 곳, 다시 정상이란 느낌을 받기 시작할 곳이 바로 이 부분이다. 해독은 마술 지팡이로 내 뇌를 두드린 듯한 느낌을 준다. 나는 지금까지 뇌 해독을 수없이 해왔기 때문에 해독을 시작하자마자 바로 기분이 좋아지고 머리가 맑아지고 집중력을 되찾는 느낌을 받는다. 다음은 뇌 해독에 도움이 된다는 사실을 확인한 몇 가지 전략이다.

케톤 생성을 늘린다

케톤은 단식할 때 생성된다는 것을 기억하라. 뇌 해독을 하고

***** 바인더(Binder): 특정 독소나 독극물을 생화학적으로 해독하는 해독제와 달리 독소를 흡착하여 체외로 배출하는 데 사용되는 해독제를 바인더라고 한다.

있을 경우, 장기 단식으로 케톤 생성을 늘리면 도움이 된다.

미네랄을 대량으로 보충한다

뇌가 정상적으로 기능하려면 미네랄이 필요하다. 아연의 고갈만으로도 심각한 우울증이 생길 수 있다. 독소는 종종 미네랄 수용체 부위에 자리 잡기 때문에 독소를 제거하면 뇌는 정상적으로 기능하기 위해 더 많은 미네랄을 필요로 한다. 뇌 해독을 할 때는 미네랄 섭취를 늘릴 것을 강력히 권한다. 우리가 추천하는 미네랄 보충제는 시스테믹 포뮬러의 MIN이다.

알파 리포산을 보충한다

뇌를 해독하는 데 있어 어려운 점 중 하나는 혈액뇌장벽을 통과하는 것이다. 이 강력한 장벽을 통과할 수 있는 영양소는 몇 개 되지 않는다. 뇌 해독에 추천하는 보충제는 브레인 DTX BrainDTX다. 이 보충제는 뇌의 깊은 곳까지 들어가 독소를 제거할 수 있는 알파 리포산이라는 영양소로 이루어져 있다.

DMSA와 제올라이트 등 바인더를 보충한다

모든 해독의 핵심은 바인더를 사용하는 것이다. 바인더는 독소가 세포 밖으로 빠져나올 때 이 독소를 붙잡아 둔다. 이는 독소가 재흡수되지 않도록 하는 데 매우 중요하다. 뇌를 해독할 때 내가 가장 선호하는 바인더는 금속을 흡착하는 능력이 가장 강한 180°솔루션의 사이토디톡스Cytodetox다.

매주 고압 산소 치료를 받는다

독소가 뇌세포에서 빠져나갈 때, 세포에 산소를 공급하면 치유에 도움이 된다. 우리 클리닉에서는 뇌 해독 과정을 밟는 환자들에게 고압 산소 치료를 권한다. (200쪽 참조)

매주 카이로프랙틱 치료를 받는다

대개는 카이로프랙틱을 허리나 목 통증에 대한 치료 방법으로 알고 있을 것이다. 하지만 최근 연구는 카이로프랙틱의 효과가 그보다 훨씬 광범위하다는 것을 보여준다. 현재 카이로프랙틱 교정은 뇌 안팎의 뇌척수액 흐름을 개선하는 것으로 알려져 있다. 뇌척수액은 해독을 책임진다. 카이로프랙틱은 또한 뇌가 투쟁과 도피의 모드에서 희망과 가능성의 모드로 이동하도록 유도한다. 뇌 해독 과정에 매주 카이로프랙틱 치료를 결합한 환자들은 해독 증상이 적고 빨리 치유된다.

갱년기 리셋, 봄을 되찾다!

독소에 대해서 이야기할 때면 분위기를 우울하게 만드는 것 같은 기분이 들곤 한다. 이들 화학 물질에 대해 이해하고 이를 해독하는 것이 부담스런 과제라는 것은 나도 잘 알고 있다. 나는 라이프스타일 변화만으로 롤러코스터와 같은 갱년기의 문제를 해결하려고 노력했지만 효과가 없었다. 독소에 대해 이해하고 주기적으로 해독을 실천하자 비로소 나를 되찾은 느낌을 받을 수 있었다. 나는 다른 수많은 여성도 마찬가지라는 것을 수없이 목격했다. 격동의 갱년기 증상에서 안정을 찾는 것은 해독을 통해서 가능하다.

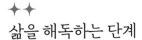

삶을 해독하는 단계

1. 미용 제품의 성분을 확인한다.

2. 가능하면 유기농 식품을 먹도록 노력한다.

3. 플라스틱 사용을 피한다.

4. 독소를 볼 수 있는 눈을 키운다.

5. 독성 부하를 파악한다.

6. 해독 경로를 연다.

7. 몸에서 독소를 제거한다.

8. 뇌에서 독소를 제거한다.

나는 수없이 긴 시간을 투자해 다양한 자연 치유 기법을 연구하고 적용했다. 그중에서 해독보다 인생에 큰 기적을 가져다준 것은 찾기 힘들다. 우리는 독성이 가득한 시대에 살고 있고, 우리 몸속에도 독소가 빠르게 채워지고 있다. 적절한 해독 방법을 아는 것은 생명을 구하는 일이다.

독소가 가득한 세포는 치유력을 발휘할 수 없다. 치유를 위한 온갖 시도를 했지만 아무것도 효과가 없다고 느껴진다면 해독이 필요한 때다. 약속한다. 몸에서 이들 화학 물질을 제거하면 기적이 일어날 것이다. 당신의 치유력은 강해지고, 컨디션은 좋아지고, 가능하다고 생각했던 것보다 더 높은 수준의 건강 상태로 살 수 있게 될 것이다.

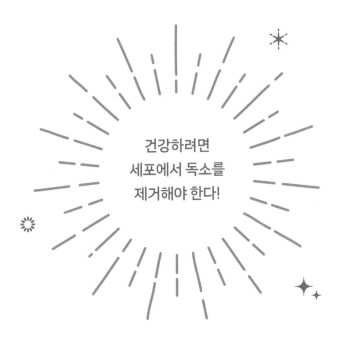

건강하려면
세포에서 독소를
제거해야 한다!

레이첼 이야기

. . . .

레이첼은 무려 18년 동안 갑상샘 기능 저하증이라는 진단에 얽매여 있었다. 그녀는 정상적인 생활을 할 수 없을 정도로 심각한 증상을 겪은 후, 이 질환을 진단받았다. 레이첼은 만성 피로, 우울증, 심각한 여드름, 건조하고 갈라지는 피부와 머리카락 때문에 고통받았다. 아무리 건강한 식단을 유지하고 운동을 해도 체중은 계속 불어났다. 가장 힘들었던 점은 이 모든 고통의 원인을 이해해주고, 이 악몽에서 벗어날 방법이 있다고 믿어주는 의사를 찾을 수 없다는 것이었다.

레이첼은 자신의 건강을 직접 챙기기로 결심했다. 그녀는 갑상샘 기능 저하증의 원인에 대해 배울 수 있는 모든 것을 배웠다. 갑상샘 관련 정보를 찾는 데 열중하던 어느 날, '웰니스 마마(Wellness Mama)'라고 불리는 케이티 웰스(Katie Wells)와 내가 세대 간 독성에 대해 인터뷰한 팟캐스트를 우연히 접했고, 갑상샘 기능 부진이 독소와 관련 있을지도 모른다는 의문이 들었다. 그녀는 내게 연락을 해 건강에 관한 상담을 요청했다. 레이첼의 건강 이력을 조사한 나는 그녀의 독성 부하가 극히 높다는 것을 발견했다. 중금속 해독이 갑상샘 기능 부진을 해결할 수 있는 열쇠였다.

나는 환자들이 적절한 해독 방법을 이해하는 것을 매우 중요하게 생각한다. 나는 올바른 방법으로, 천천히, 효율적으로 독소를 제거하는 방법에 대해 제대로 조언을 받지 못한 많은 환자들을 만난다. 레이첼의 독소 부하가 너무 높았기 때문에 나는 그녀에게 확실히 독소를 빼

갱년기 리셋, 봄을 되찾다!

내는 방법을 알려주고 앞으로 수년간 해독을 계속해 나가도록 돕고 싶었다.

우리는 지금까지 1년이 넘는 기간 동안 치료를 지속해왔다. 그 결과, 그녀는 55파운드(약 25킬로그램)를 감량했고, 탈모도 더 이상 진행되지 않으며, 활기와 생기를 되찾았다. 어두운 분위기가 사라졌고, 피부는 윤기 있게 변했다.그녀는 해독에 대해 배운 것을 통해 큰 힘을 얻었고, 세 딸의 중금속 부하도 검사하고 있다. 나는 그녀와 함께 딸들을 위한 해독 계획을 세우고 있다. 그들이 갑상샘 기능 저하증 진단을 받지 않고 건강을 유지할 수 있도록 말이다.

레이첼의 이야기는 아는 것이 힘이라는 사실을 상기시킨다. 신체가 제대로 기능하지 않는 이유를 알면 근본적인 치유 계획을 세울 수 있다. 레이첼의 경우, 근본 원인은 중금속, 특히 납의 독성이었다. 해독 여정으로 그녀는 삶을 되찾았다. 더 중요한 것은 이제 그녀가 갑상샘 건강을 평생 유지할 수 있는 지식과 도구를 갖고 있다는 점이다.

내가 레이첼의 치유 이야기를 좋아하는 데에는 여러 가지 이유가 있다. 그중 가장 큰 이유는 레이첼이 "나는 치유될 수 있다. 이 병을 받아들일 필요가 없다"는 내면의 목소리에 귀를 기울였다는 것이다. 레이첼은 그 목소리에 귀를 기울이고 직접 치유에 나선 덕분에 이제는 가족을 위할 수 있는 에너지를 얻고, 다른 사람들에게 베풀 수 있는 열정에 다시 불을 붙이고, 더 이상 자신의 기대를 등지지 않는 뇌를 갖게 되었다. 희망을 되찾았다. 레이첼은 이를 이렇게 아름답게 표현한다. "희망이 있으면 세상을 정복할 수 있다"

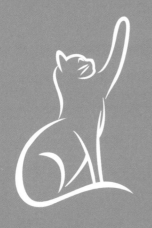

쫓기는
여성 증후군

몇 년 전, 내 동료이자 친구가 리비 위버 박사의 책 『쫓기는 여성 증후군』을 추천했다. 처음 책 제목을 들었을 때 나는 '와, 꼭 읽어봐야겠다!'고 생각했다. 하지만 나야말로 진정한 쫓기는 여성이었기 때문에 책을 읽을 시간을 내지 못했다. 정말 아이러니가 아닌가?

하지만 내 친구가 계속해서 그 책에 대한 이야기를 했다. 마침내 나는 책을 샀고 휴가를 갈 때 그 책을 가지고 갔다. 친구의 말이 옳았다. 인생을 뒤바꾸는 책이었다. 처음 몇 페이지를 읽으면서부터 내 과도한 일정이 이미 감소하고 있는 성호르몬에 악

영향을 주고 있다는 것을 알 수 있었다.

스트레스와 그것이 성호르몬에 미치는 영향에 대해서 더 자세히 조사하면서 나는 지나치게 바쁜 내 생활이 내 뇌를 계속 투쟁-도피 상태에 두고 있다는 것을 깨달았다. 위기라고 인식한 뇌는 성호르몬 생성을 중단한다. 이것은 갱년기를 거치는 여성에게 재난으로 가는 지름길이다. 쫓기는 여성으로서 요령을 익혔다고 하더라도 계속 쫓기는 삶을 사는 것이 내 호르몬에 좋은 일은 아니라는 것도 깨달았다.

나는 몇 주 동안 그것에 대해 숙고했다. 그 시점에 나는 이미 그 책에서 논의한 많은 변화를 실행하고 있는 상태였다. 단식이 생활 습관으로 자리 잡은 후였다. 나는 월경 주기(아직 월경을 한다면)에 맞춘 식단을 운영했다. 철저한 해독 과정도 여러 차례 거쳤다. 마이크로바이옴에 먹이 주는 것도 게을리하지 않았다. 40대 초반에 시작된 갱년기 롤러코스터를 안정시키기 위해 할 수 있는 모든 일을 하고 있었고 그것이 효과를 내고 있었다. 하지만 여전히 호르몬 퍼즐에 빠진 조각이 있는 것처럼 느껴졌다. 잠을 잘 못 자고, 화를 잘 내고, 가끔 열감을 느끼는 등의 증상이 심화되는 경우가 사라지지 않았다.

호르몬 퍼즐의 마지막 조각은 쫓기는 생활을 중단하는 것일까? 과다한 일정의 생활이 내게 어떤 영향을 주는지 확실히 알 수 있는 유일한 방법은 DUTCH 호르몬 검사였다. 직접 검사를 해봤다. 내 성호르몬 수치는 바닥을 치고 있었다. 마지막 생리로부터 1년이 지나지 않았지만 수치는 완경 후 여성보다 낮았다. 이것은 내 주의를 촉구하는 신호였다. 나는 호르몬의 위계가 실재한다는 것을 깨달았다. 코르티솔 생성을 위한 노력을 시작하지 않는다면 다른 모든 호르몬의 안정화가 불가능할 것이었다. 나는 넘어서는 안 되는 한도를 정하고 나 자신을 돌보는 일을 최우선으로 삼기로 마음먹었다.

쫓기는 여성의 라이프스타일에서 벗어나기 위해 내가 밟은 단계들이 내게 엄청난 영향을 주었기 때문에 이제 나는 이와 동일한 단계들을 일대일로 코칭하는 여성들에게 권하고 있다. 자신이 만든 쫓기는 여성의 삶을 멈춰야 한다고 생각하는 사람이라면 다음의 단계들을 따르길 권한다.

● 휴식 시간을 미리 정해 둔다

쫓기는 여성에서 벗어나기 위해 내가 밟은 첫 번째 단계는 일정에 휴식 시간을 만드는 것이었다. 내 일정은 일과 가족 활동으로 꽉 차 있었기 때문에 사전 계획이 없는 시간을 더 많이 마련할 수 있는 때를 찾았다. 주말의 시작과 끝에는 속도를 늦출 수 있는 가능성이 있었다. 금요일과 일요일 오후부터 시작했다. 그 때는 계획을 잡지 않았다. 사교 모임에 초대를 받으면 거절했다. 그때는 오롯이 나를 위한 시간이었다. 내 마음이 원하는 것은 무 엇이든 할 수 있는 시간이었다. 넷플릭스 시리즈를 몰아 보기도 했고, 남편과 함께 등산을 하기도 했다. 나는 스스로에게 이 시 간 동안 죄책감 없이, 다른 사람의 필요를 내 필요보다 우선시하 지 않으면서, 내가 원하는 것은 무엇이든 할 수 있는 자유를 허 락했다. 이 시간이 몹시 기다려지기 시작했다. 휴식 시간이 마련 되어 있다는 사실을 알고 있기 때문에 그 외의 시간들이 훨씬 더 즐거워졌다. 실행해 보지 않은 사람이 있다면 적극 추천한다.

● 스스로를 돌보는 일을 우선시한다

쫓기는 여성에서 벗어나기 위한 두 번째 단계는 내가 좋아하 는 활동, 기분이 좋아지는 활동이지만 더 중요한 일이 가로막아 옆으로 밀려나곤 했던 활동을 찾는 것이었다. 그런 활동을 다시 최우선 순위로 삼아야 했다. 내 경우, 죄책감을 느껴서 하지 못 했던 두 가지 즐거운 활동은 얼굴과 전신 마사지였다. 일정이 너 무 빡빡해서 마사지를 받을 수 없다는 핑계를 댈 때가 많았다.

하지만 나 자신을 우선시하기로 결정하자 그런 구실은 사라졌다. 나는 매달 달력에 마사지 시간을 적어두었다. 그리고 그것을 그 달의 가장 중요한 약속으로 생각하기로 마음먹었다. 그렇게 하자 그보다 더 중요해서 그 스케줄을 방해하는 일이 사라졌다. 또한 약속을 취소하지 않겠다고 스스로에게 약속했다.

이 두 단계를 거치자 다시 즐거움을 느끼게 되었다. 잠도 잘 자고, 느긋해져 쫓기는 시간에 대한 스트레스도 다소 감소했다.

● 운동 스케줄을 조정한다

쫓기는 여성의 삶에서 해결해야 했던 세 번째 문제는 운동 일정이었다. 나는 젊은 시절 선수로 활동했다. 그렇기에 운동 중 경험하는 통증을 견디고 계속 나아가도록 뇌를 훈련시켰다. '오늘은 운동하지 마. 컨디션이 좋지 않아'라고 말하는 목소리를 무시하는 방법도 배웠다. 하지만 이제부터는 내 몸의 소리에 민감해지고 어떤 종류의 운동이 필요하다고 말하는지 귀를 기울이기로 결심했다. 어떤 날은 장거리 달리기가 하고 싶었다. 햇볕을 쬐며 산책을 하고 싶은 날도 있었다. 그래서 운동을 밀어붙이는 경우를 줄이고 요가와 필라테스 같은 운동으로 나 자신을 보살피기 시작했다.

● 휴가를 연습한다

노력은 하고 있지만 나는 아직 쫓기는 여성에서 완전히 벗어나지 못했다. 속도를 늦추는 측면에서 큰 진전이 있기는 했지만 아직 실천해야 할 것이 더 많다. 작년에 나는 인생 코치인 절친한 친구에게 이전에 실행에 옮긴 단계에 휴가를 더 추가하겠다고 말했다. 쫓기는 여성으로서 속도를 낮출 때 가장 어려운 문제는 내가 인생을 사랑한다는 점이다. 그게 무슨 문제냐고 생각하는 사람도 있을 것이다. 하지만 모든 흥미로운 경험에 예스라고 답하다 보면 시간을 들여 각각의 경험을 즐기지 못하고 이 경험에서 저 경험으로 쫓기고 있는 나를 발견하게 된다.

휴가를 더 많이 가는 것은 내게 쉽지 않은 일이었다. 이상하게 들릴 것이다. 하지만 나는 맡고 있는 일이 많다. 휴가를 떠난다는 생각만으로도 머리가 굳을 지경이었다. 도대체 일정 어디에 휴가를 끼워 넣지? 내가 곁에 없으면 환자들은 어떻게 하지? 업무가 쌓이는 건 아닐까? 돌아와서 긴 '해야 할 일' 목록을 받아들게 되겠지.

이런 내게 친구가 좋은 제안을 했다. "휴가를 연습해 봐. 일정에 넣어두고, 정해 두었던 시간에 준비가 안 되면 다른 날로 미루는 거야. 휴가를 일정에 넣는 것부터 익숙해지게 하는 거지.

갱년기 리셋, 봄을 되찾다!

거기서부터 시작해" 나는 친구의 말을 따랐다.

이 문제에서는 아직 갈 길이 멀긴 하지만, 지난여름에는 가족, 친구들과 함께 유럽에서 3주를 보냈다. 23년 넘게 병원 일을 하는 동안 그렇게 긴 휴가를 보낸 것은 처음이었다. 완벽보다는 진전을 우선시하라지 않던가!

● **매일 옥시토신이 분비되도록 한다**

앞서 언급한 모든 변화에도 불구하고 나는 여전히 코르티솔이 내 몸을 장악하지 못하도록 하기 위해 해야 할 일이 더 많다는 것을 알고 있었다. 나는 호르몬 위계로 돌아갔다. 옥시토신은 코르티솔에 영향을 미친다. 매일 옥시토신을 분비시키려면 어떻게 해야 할까? 내 몸이 더 많은 옥시토신의 분비를 자극하려면 어떤 활동을 해야 할까? 이것이 나를 연구의 길로 이끌었다. 그 과정에서 옥시토신은 더 많이 분비되도록 노력하는 일이 매우 즐거운 경험이라는 것을 알게 되었다.

다음은 옥시토신 분비를 자극하는, 내가 가장 좋아하는 방법들이다.

• 포옹

- 웃음
- 친구들과의 만남
- 동물 쓰다듬기
- 임의의 친절한 행동
- 선물 주기
- 요가
- 명상
- 심호흡
- 마사지
- 카이로프랙틱
- 음악 감상
- 섹스
- 소셜미디어에서 다른 사람들과 소통하기

목록만 보면 이런 활동들이 호르몬에 얼마나 영향을 미칠지 의심스러울 것이다. 호르몬 위계에 어떻게 작용하는지 이해하기 전에는 나 역시 그랬다. 하지만 옥시토신을 우선시할수록 기분이 좋아졌다. 옥시토신을 내게 유리하게 사용하는 한 가지 방법은 수면을 돕는 것이다. 나는 우리 강아지를 몇 분간 쓰다듬는

갱년기 리셋, 봄을 되찾다!

간단한 활동만으로도 몸이 숙면에 들어갈 수 있을 만큼 일간 코르티솔 수준이 떨어진다는 것을 발견했다. 또한 누군가에게 친절을 베푸는 임의적인 행동의 순간을 찾는 것이 내 호르몬에 심오한 영향을 미친다는 것도 발견했다. 옥시토신의 엄청난 중요성을 이해하고 있기 때문에 나는 기쁜 마음으로 악수 대신 포옹을 하고 친구들과 어울려 웃고 떠드는 시간을 우선시한다. 이런 활동들은 전혀 어렵지 않다. 옥시토신이 코르티솔보다 우위에 있다는 것을 상기하기만 하면 된다. 스트레스를 이기는 즐거움이 호르몬에 혜택을 준다.

● 부신을 소중히 여기자

쫓기는 여성 증후군이 갱년기 여정에 어떤 영향을 주는지 이해하는 퍼즐의 마지막 조각은 기능성 내분비학 세미나에 참석하고 있을 때 나를 찾아왔다.

발표자는 갱년기에 기능이 멈추기 시작한 난소는 성호르몬을 만드는 일을 부신에 넘긴다고 지적했다. 쫓기는 여성의 라이프스타일로 부신이 지쳐 있으면 프로게스테론과 테스토스테론은 고갈된다. 이로써 여성은 피로와 불안을 느끼고, 성욕을 잃고, 운동을 할 의욕을 느끼지 못한다. 발표자는 내 갱년기 여정을 정확히 지적했다. 또한 그는 코르티솔, 프로게스테론, 테스토스테론의 전구체가 DHEA라는 것을 설명했다. 테스토스테론 수치를 다시 높이려면 DHEA를 보충해야 한다.

이것은 내 호르몬 퍼즐의 마지막 조각이었다. 나는 갱년기 여정의 어디에서 테스토스테론 수치가 이렇게 낮아졌는지 이해하지 못하고 있었다. 나는 그날 밤 집에 돌아오자마자 DUTCH 검사를 실시했다. 당연히 DHEA 수치가 극히 낮았다. 나는 바로 DHEA 보충제를 복용하기 시작했고, 몇 주 만에 테스토스테론 수치가 다시 올라가는 것을 느낄 수 있었다.

내가 이 이야기를 공유하는 것은 이렇게 쫓기는 여성의 삶을 살고 있는 사람이 많다는 점을 알기 때문이다. 환자들과 온라인 커뮤니티에서 그런 경우를 많이 목격했다. 체중을 줄이고, 숙면을 취하고, 기분을 북돋우기 위해 열심히 노력하지만 여전히 답답함을 느끼는 것이다. 당신 이야기라고 생각되는가? 그렇다면 쫓기는 삶을 중단해야 할 때가 왔다. 나 역시 같은 입장에서 경험해 보았기에 당신이 할 수 있다고 약속할 수 있다. 삶의 책임에서 손을 놓을 수 없다고, 속도를 늦출 수 없다고 느껴지는 경우라도 이 장의 마지막에 제시하는 단계를 따르도록 하라. 일정을 느슨하게 하고 자신을 돌보는 시간을 더 많이 만들면 갱년기

갱년기 리셋, 봄을 되찾다!

증상이 어떻게 변화하는지 확인할 수 있을 것이다.

쫓기는 생활에서 벗어나기 위한 가장 좋은 시작점은 다음 단계들을 밟는 것이다. 일정에 방해 받지 않는 휴식 시간을 마련하고 생사의 문제처럼 지키도록 하라. 페디큐어나 마사지와 같이 일정에서 빼놓았던 활동을 다시 불러들인다. 일정표에 휴가를 더 많이 넣는다. 당신의 하루에서 옥시토신의 분비를 더 많이 자극할 수 있는 일들을 찾는다. 마지막으로, 한동안 부신에 애정을 쏟지 않았다면 지금이 적기라는 것을 떠올리자. DHEA 복용만큼이나 쉬운 방법도 부신 건강에 유용하다.

쫓기는 여성 증후군에서 벗어나라

쫓기는 여성의 라이프스타일에서 벗어나기 위해서는 다음을 숙지하라.

1. 휴식 시간을 일정에 포함한다.

2. 자신을 돌보는 일을 우선시한다.

3. 운동 일정을 조정한다.

4. 휴가를 연습한다.

5. 매일 옥시토신 분비를 자극한다.

6. 부신에 애정을 기울인다.

갱년기 리셋의 마지막 단계로 왜 이것을 포함시켰는지 궁금한가? 여기에는 특별한 이유가 있다. 이것은 나와 함께 작업한 많은 여성에게 가장 어려운 단계였다. 나는 당신이 건강에서 추진력을 얻길 바란다. 먹는 음식과 먹는 시간을 바꾸는 것부터 시작하면 즉각적인 변화를 느끼게 될 것이다.

다음으로 마이크로바이옴에 먹이 주기와 해독으로 넘어간다. 더 많은 변화가 일어날 것이다. 쫓기는 여성을 리셋하는 것으로 라이프스타일 변화를 마치면 건강이 제자리를 찾고 첫 번째 단계에 기울인 모든 노력이 전혀 다른 차원으로 올라갈 것이다. 첫 번째 단계를 따르지 않고 일정에 휴식 시간을 포함시키는 것만으로는 호르몬에 이런 큰 영향을 줄 수 없다. 인생에 마법을 일으키는 것은 이 단계들의 시너지 효과다. 나는 당신의 변화에 큰 기대를 걸고 있다. 소셜미디어에서 나를 찾아 당신의 결과를 공유해 주길 바란다. 갱년기 여성이 자신의 삶을 되찾는 것만큼 나를 신나게 하는 일은 없다.

　이렇게 큰 영향을 줄 수 있는 생활 습관 변화의 토대를 마련했으니, 〈열한 걸음〉에서는 당신이 영원히 젊음을 유지할 수 있도록 해줄, 내가 발견한 새로운 도구들을 공유하는 시간을 가져볼까 한다.

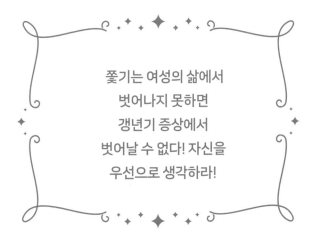

쫓기는 여성의 삶에서
벗어나지 못하면
갱년기 증상에서
벗어날 수 없다! 자신을
우선으로 생각하라!

케이티 이야기

케이티는 50대 후반에 우리 클리닉을 찾았다. 나는 갱년기 증상이 완경 후까지 이어지는 경우를 자주 보았다. 57세의 케이티는 브레인 포그와 피로감이 심해지고 있었고 혈당이 너무나 불안정해서 오후만 되면 갑자기 활력이 떨어지고 잠이 쏟아졌다. 우리는 건강 상담을 진행했고 케이티는 치유의 수준을 질병 예방과 장수라는 새로운 경지로 높이고자 했다.

나는 우선 케이티에게 간헐적 단식과 함께 하는 키토바이오틱 라이프 스타일을 소개했다. 그녀는 즉각적으로 정신이 대단히 맑아지는 큰 변화를 느꼈다. 몸이 날씬해졌고 이전에 경험하지 못한 활력을 경험했다. 혈당 수치도 쉽게 관리할 수 있게 되었다.

이 새로운 식이 요법에서 케이티가 발견한 혜택은 불안감의 저하였다. 키토시스 상태일 때는 평온함이 찾아오는 것을 느꼈다. 케이티는 젊은 시절 엘리트 피겨 스케이트 선수였고 의심할 여지가 없는 '쫓기는 여성'의 삶을 살았다. 그녀는 열심히 살았고 높은 성과를 이뤄내었으나 스트레스 부하를 줄이는 방법을 배우는 데 수년을 보냈다.

그녀는 쫓기는 여성에서 벗어나 속도를 늦추는 일의 중요성을 깨달았고, 스트레스가 줄어든 삶에 키토바이오틱까지 추가함으로써 건강을 회복했다. 보다 평온한 삶으로의 전환은 환영할 만한 변화였다.

나는 쫓기는 여성들이 키토바이오틱과 단식을 진행하는데도 불구하고 혈당을 낮추는 데 애를 먹는 경우를 많이 지켜봤다. 그 이유의 대부분은 코르티솔 때문이다. 코르티솔이 인슐린에 강력한 영향을 미치기 때문이다. 케이티를 코칭하면서 내가 배운 것은 혈당 관리에 스트레스 관리가 무엇보다도 중요하다는 점이다. 나는 갱년기 리셋 코칭 과정에서 케이티만큼 빠른 결과를 얻은 사람을 본 적이 없다. 거기에 큰 몫을 한 것은 그녀의 사고방식이다.

키토바이오틱, 단식, 마음 챙김이라는 좋은 기초를 바탕으로 나는 케이티에게 호르몬 생성의 날을 주기적으로 포함하는 방법을 가르쳤다. 그녀는 이미 완경을 맞았지만 여전히 에스트로겐과 프로게스테론을 생성하기 위한 음식을 먹을 필요가 있다.

케이티는 호르몬 생성의 날에 가질 수 있는 유연성을 몹시 좋아했다. 그녀는 키토시스의 이점을 얻으면서도 감귤류, 고구마, 콩을 잔뜩 먹을 수 있다는 것을 무척 마음에 들어 했다. 이런 치유 여정은 케이티에게 정말 놀라운 일이었다.

완경 후 몇 년이 지난 이 시점에 케이티의 몸은 그 어느 때보다 좋아졌다. 이제 나는 다음 단계의 치유로 나아갈 준비가 된 그녀와 함께 골다공증 치료 계획을 세우고 있다. 그녀의 새로운 치료 프로토콜에는 더 많은 해독, 고압 산소 치료, 적외선 사우나, 적색광 요법, 펄스 전자기장 요법이 포함된다. 케이티는 올해 60세가 된다. 50대 후반에 이룬 모든 변화 덕분에 그 어느 때보다 더 활기차고 건강한 상태로 60세를 맞이할 것이다.

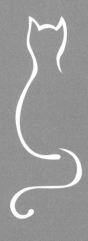

영원히
젊음을 지킨다

나는 지금까지 내가 소개한 모든 것을 라이프스타일 해킹이라고 생각한다. 갱년기 여정 내내 건강을 유지하고 싶다면 이들 원칙을 적용하라. 자신이 달성할 수 있다고는 생각조차 하지 못했던 수준으로 건강을 끌어올릴 수 있을 것이다.

바이오해킹biohacking이라는 말을 들어보았는가? 노화 방지 분야에서 많은 관심을 받고 있는 용어다. 바이오해킹에는 세 가지 공통된 특성이 있다. 원하는 결과를 얻기 위한 지름길이고, 천연이며, 우리 몸의 지능을 이용한다는 것이다. 바이오해킹의 세계는 대단히 매혹적이다. 매일같이 새로운 바이오해킹 도구가 등장해 그에 대한 연구들을 모두 파악하기가 어려울 정도다. 아마 가장 흥미로운 점은 이런 바이오해킹이 더 대중적이 될수록 약물과 수술에 대한 의존도가 낮아진다는 것이다.

우리는 흥미로운 시대에 살고 있다. 노화 과정을 늦추고자 하는 열망이 그 어느 때보다 높다. 베이비붐 세대는 부모 세대처럼 나이 들기를 거부한다. X세대는 이른 나이에 치매, 알츠하이머병, 만성 관절염으로 고통받는 노인들을 보며 "난 저렇게 되지 않을 거야"라고 다짐한다. 사람들은 저마다 다른 방식으로 나이 들기를 원한다. 바이오해킹이라는 이 새로운 세계에는 평범한 사람들이 노화 과정을 늦추는 데 도움을 줄 수 있는 몇 가지 흥미로운 기술(엄청난 양의 연구가 뒷받침하고 있는)이 있다. 갱년기를 겪는 당신에게 이들 도구 중 일부가 유용할 수 있다. 내가 갱년기 여성에게 권하는 방법은 적색광 요법, 적외선 사우나, 고압 산소 치료, 펄스 전자기장 요법, 진동 요법, 두뇌 훈련이다.

이 흥미로운 도구들을 각각 설명하기 전에 한 가지 말해 둘 것이 있다. 당신의 라이프스타일이 당신을 바람직하게 만들 수도, 망칠 수도 있다. 바이오해킹은 호르몬 위기를 우선시하는 라이프스타일을 대체할 수 없다. 고압 산소 치료로 간단히 감정 기복과 기억력 감퇴를 해결하고 싶겠지만, 여전히 일상적인 습관의 개선이 필요하다. 갱년기를 건강하게 보낼 수 있게 하는 것은 바이오해킹 도구와 라이프스타일 해킹의 시너지 효과다.

여기에서 노화 과정을 늦추고 호르몬을 거드는 몇 가지 놀라운 바이오해킹 도구를 소개하고자 한다.

✦✦ 적색광 요법

하루 종일 실내에서 형광등 불빛을 받으며 컴퓨터 앞에 앉아 있으면 다량의 청색광을 받게 된다. 특정 청색광은 세포에 손상을 입히고 세포의 노화를 촉진한다. 피부와 같이 청색광에 가장 많이 노출되는 조직의 경우에는 특히 더 그렇다. 하지만 모든 빛이 해로운 것은 아니다. 세포를 활성화시키고 세포가 더 오래 살 수 있도록 도와주는 치유의 빛도 있다. 적색광은 그런 빛 중 하나다. 해가 뜨고 질 때면 자연스럽게 적색광을 받을 수 있다. 하지만 대부분의 사람들은 이런 빛을 받기 위해 정기적으로 밖으로 나가기가 힘들다. 이런 경우 적색광 요법이 유용하다.

하루에 10분 정도만 신체의 여러 부위에 적색광을 비추면 콜라겐 생성과 호르몬 체계에 긍정적인 영향을 주고, 관절 염증도 줄일 수 있다. 시중에는 훌륭한 적색광 치료기가 많다. 우리 클리닉에서는 주브Joow에서 만든 레드 라이트를 사용한다.

적색광 치료 효과에 대해서는 광범위한 연구가 발표되었으며, 특히 갱년기 여성에게는 콜라겐 피부 재생이 가장 흥미로운 결과일 것이다. 많은 연구가 적색광 요법이 피부 노화 징후를 줄이는 데 효과적이라는 것을 보여준다. 적색광과 근적외선은 모두 콜라겐을 증가시키고 주름을 완화하며 피부 톤을 개선해 전반적으로 젊어 보이는 효과를 준다는 것이 입증되었다.[11]

적색광 요법은 내분비샘(특히 갑상샘)에도 영향을 준다는 것이 입증되었다. 브라질에서 43명의 갑상샘 기능에 문제가 있는 환자를 대상으로 3년간 진행한 무작위 연구에 따르면, 적색광 요법을 거친 연구 참가자들은 필요로 하는 갑상샘 약이 평소보다 적어졌다. 갑상샘 항체가 감소한 사람들도 많았다.[12]

★★
적외선 사우나 요법

적외선 사우나는 해독, 체중 감량, 피부 재생을 위한 뛰어난 도구다. 갱년기를 거치는 동안에는 독성 부하가 드러날 수 있고

갱년기 리셋, 봄을 되찾다!

이로 인해 체중이 그 어느 때보다 빠르게 증가할 수 있다. 적외선 사우나는 이런 독소를 자연적으로 제거해 주는 훌륭한 도구다.

적외선을 열처럼 생각하라. 다만 적외선은 세포의 온도를 안쪽에서 바깥쪽으로 올린다. 이 열은 세포가 보유하고 있을 수 있는 독소를 방출하도록 한다. 독소로 막힌 수용체 부위를 기억하는가? 적외선 사우나는 이런 수용체 부위를 열어 호르몬이 다시 작동하도록 하는 도구가 될 수 있다.

적외선 사우나는 노화된 피부를 복구하는 데에도 사용된다. 〈미용·레이저 요법 저널The Journal of Cosmetic and Laser Therapy〉에 발표된 한 연구는 근적외선 기술을 이용한 사우나 피부 요법으로 단 12주 만에 피부의 외양이 크게 개선되었다는 것을 보여주었다. 참가자들은 주름과 눈가 주름이 감소한 것은 물론이고 부드러움, 매끄러움, 탄력, 투명도를 비롯한 전반적인 피부 톤의 개선을 경험했다. [13]

마지막으로, 우리 클리닉에서는 중금속 해독 프로그램을 거치는 모든 환자에게 적외선 사우나를 많이 사용한다. 해독 전문가인 디트리히 클링하르트Dietrich Klinghardt 박사에 따르면, 적외선은 조직에 깊숙히 침투해 수은을 이동시키므로 피부에서 수은을 제거하는 데 효과적인 해결책이 될 수 있다. 원적외선 사우나는 기존 사우나보다 피부를 통한 독소 배출에 더 효과적이라고 알려져 있다. 땀의 80~85퍼센트만이 수분이고 수분이 아닌 부분은 콜레스테롤, 지용성 독소, 독성 중금속, 황산, 나트륨, 암모니아, 요산이기 때문이다.[14]

✦✦ 고압 산소 치료

나는 이것을 벤저민 버튼 기계라고 부른다. 〈벤저민 버튼의 시간은 거꾸로 간다〉라는 영화를 기억하는가? 브래드 피트가 나이를 거꾸로 먹는 인물을 연기했다. 나는 정기적으로 우리 클리닉에 있는 고압 산소실에 들어갈 때마다 벤저민 버튼이 된 듯한 느낌을 받는다.

나이가 들면서 세포는 산소로 포화된다. 고강도 인터벌 훈련을 한다 해도 더 많은 산소를 세포에 넣기가 힘들어지는 것이다. 하지만 우리는 산소를 필요로 한다.

세포 내 미토콘드리아는 우리에게 활력을 주는 ATP*를 생산

---

* ATP(adenosine triphosphate): 아데노신 3인산의 약자. 모든 생명체 내에 존재하며 다양한 생명 활동을 수행하기 위해 에너지를 공급하는 유기 화합물이다.

갱년기 리셋, 봄을 되찾다!

하는데, 산소는 바로 이 미토콘드리아를 치유한다. 이런 노화된 세포에 산소를 공급할 수 있는 유일한 방법은 압축하는 것뿐이다. 병에 탄산을 넣는 것과 비슷하다. 그것이 고압 산소실의 목적이다. 압축된 산소가 세포에 들어가 치유 효과를 낸다.

고압 산소는 근육 회복과 운동 능력 향상에 종종 이용되지만, 고압 산소를 이용한 뇌 건강의 극적인 변화도 관찰되고 있다. 뇌는 신체의 다른 어떤 부위보다 많은 산소를 필요로 하기 때문에 반복적으로 뇌에 외상을 입었거나 노화로 기억력 감퇴를 겪는 사람은 고압 산소 치료로 기적적인 효과를 볼 수 있다.

고압 산소 치료에 대한 인상적인 연구 결과가 있다. 고압 산소 치료는 새로운 혈관 형성을 자극해 조직에 새로운 혈관이 자라게 하고, 골수에서 순환계로 줄기세포를 방출하도록 한다는 것이 입증되었다.[15] 고압 산소 치료는 염증도 억제하는 것으로 알려져 있다.[16]

✦✦ 펄스 전자기장 요법

휴대폰이 방전되면 충전이 필요하다는 것은 누구나 알 것이다. 새로운 연구에 따르면, 우리 몸의 세포에서도 동일한 일이 발생한다는 것이 증명되고 있다. 며칠 사이에 일어나는 일이 아니라는 점에서 차이가 있을 뿐이다. 몸에서는 그 과정이 수십 년에 걸쳐 일어난다. 우리는 그것을 노화라고 부르며 그 과정에서 점점 느려진다는 느낌을 받는다. 하지만 사실 우리 몸속 세포는 100년 이상 건강하게 유지되도록 만들어져 있다. 그들은 50세에 둔화될 운명이 아니다.

세포에는 필요한 것들이 많은데 그중 하나가 전자기 에너지다. 우리는 지구에서 전자기 에너지를 얻는다. 자연에서 시간을 보낸 후 마음이 차분해지고 평화로워지는 느낌을 받은 적이 있는가? 이는 지구의 전자기 에너지를 충분히 받아서 세포가 활성화되었기 때문이다.

현대 사회에서 우리 몸의 세포는 독소, 영양 부족, 염증성 지방, 휴대폰의 블루 라이트, 집과 사무실에 넘쳐나는 와이파이의 나쁜 전자기장(EMF) 등의 공격을 받는다. 이러한 것들은 세포를 손상시키고 힘을 잃게 만든다.

이 부분에서 펄스 전자기장 주파수(PEMF)가 관여한다. 나는 PEMF를 휴대폰 충전기와 마찬가지로 생각한다. 몸에만 사용하는 충전기인 셈이다. PEMF 의자에 앉으면 세포가 재충전되는 것이다. 이 추가적인 힘은 만성 통증, 만성 피로, 심지어 우울증에서 회복하는 데 필요한 에너지를 몸에 제공하는 데 도움을 주는 것으로 입증되었다.

1932년 예일 의과대학의 연구에 따르면 신체의 전기 에너지 고갈이 건강 악화의 근본 원인이라고 한다. PEMF는 신체의 자연적인 재생을 돕기 위해 부족한 에너지를 공급한다. 이것으로도 흥미가 생기지 않는 사람들을 위해 FDA가 뼈 성장을 위한 PEMF 장치를 승인했다는 것도 밝혀두겠다. 이 장치는 골다공증을 앓고 있거나 골절을 치료하고 있는 갱년기 여성에게 유용하다.[17] 시중에는 많은 PEMF 제품이 있다. 우리 클리닉에서 사용하는 제품은 PULSE 베드라는 이름의 전문가용 기기다.

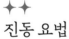

진동 요법

진동 요법은 근육을 유지하는 데 도움이 된다. 진동 요법은 갱년기 여성을 위한 아주 효율적인 도구다. 진동 요법은 그 역사가 꽤 되었다. 물론 체육관에서 진동판을 보고 그냥 지나친 사람도 있을 것이다.

내가 진동 요법을 좋아하는 데에는 두 가지 이유가 있다. 첫째, 진동판 위에 서 있을 때는 안정적인 바닥에 서 있을 때보다 훨씬 많은 근육을 사용해야 한다. 피트니스 트레이너들이 진동 요법을 좋아하는 것은 이런 이유에서다. 진동판 위에서 스쿼트를 하면 적은 힘을 들이면서도 더 많은 근육을 사용하게 된다. 우리 클리닉에서는 사람들의 자세 근육을 단련할 때 항상 진동판을 사용한다. 노화나 만성적인 휴대폰 사용으로 인해 목이 앞으로 빠지거나 몸이 굽지 않도록 하기 위해서다.

내가 이 요법을 좋아하는 두 번째 이유는 뼈를 더 튼튼하게 만들기 때문이다. 진동 요법은 뼈가 칼슘과 인을 꼭 붙잡고 있도록 한다. 이로써 전반적인 골밀도 프로필을 개선할 수 있다. 또한 전신 진동은 완경 후 여성의 혈청 내에 성장 호르몬과 테스토스테론 수치를 증가시켜 근육 감소증과 골다공증을 예방하는 것으로 밝혀졌다.[18]

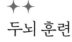

두뇌 훈련

내가 가장 좋아하는 두 가지 바이오해킹 도구를 마지막까지

아껴두었다. 쫓기는 여성의 뇌가 투쟁-도피 상태에서 어떻게 움직이는지 기억하는가? 나는 때때로 투쟁-도피 모드에 갇혀 뇌가 스트레스 루프에서 벗어나지 못하는 환자를 만난다. 바이오해킹이 활약하는 것이 바로 이 부분이다.

뇌가 지속적인 스트레스 모드에 갇히면 편도체라 불리는 중뇌 영역이 주도권을 잡는다. 편도체가 하는 일은 당신을 안전하게 지키고 항상 위기를 세심히 살피는 것이다. 뇌의 이 부위에 갇혀 있을 때라면 생활 속의 작은 스트레스 요인만으로도 거대한 스트레스 반응을 이끌어내게 된다. 항상 뇌의 이 부위가 주도권을 갖고 있는 사람들이 너무나 많다.

주도권을 잡는 것이 더 나은 뇌 영역은 전전두엽 피질이다. 이 영역은 당신이 희망과 가능성을 보는 데 도움을 줄 수 있다. 전전두엽 피질이 주도권을 잡으면 목표를 설정하고 그 목표를 달성하는 데 필요한 단계와 시간을 이해할 수 있다. 전전두엽 피질은 실행 기능의 중추다.

이 부분에서 상황은 몹시 흥미로워진다. 우리는 편도체와 전전두엽 피질로부터 동시에 생각할 수가 없다. 우리의 뇌는 희망과 두려움 중 한쪽으로만 작동한다. 어느 쪽에서 움직일지는 당신이 선택하는 것이다. 어려운 점은 인생에서 트라우마를 많이 겪었거나 스트레스로 가득 찬 삶을 살았다면 두려움에 갇힐 수 있다는 점이다.

내가 가장 선호하는 두 가지 두뇌 바이오해킹이 두려움에서 벗어나는 데 도움을 줄 수 있다. 첫 번째는 카이로프랙틱 교정이다. 카이로프랙틱의 역사는 100년이 넘었다. 새로운 접근법은 아니지만 그것이 뇌를 변화시키는 방법에 대한 우리의 이해는 새로운 것이다.

카이로프랙틱은 원래 에너지가 몸 안에서 어떻게 움직이는지 파악한 생체 자기 치료사 D. D. 파머D. D. Palmer 박사가 발견한 것이다. 파머 박사는 모든 질병의 근본 원인이 트라우마, 부정적인 생각, 독소로 인한 신경 흐름의 감소라고 가르치기 시작한 사람 중 하나다. 신체적, 정서적, 화학적 스트레스가 많을수록 우리 몸은 더 아파진다. 그는 척추를 바로잡을 때 신경계가 활성화되면서 신체 내 치유 반응을 일으킨다는 것을 처음으로 발견했다. 사람들은 오랫동안 치유 속도를 높이고 질병을 예방하기 위해 카이로프랙틱 의사를 찾았다.

하이디 하빅Heidi Havvik 박사는 최근 한 번의 카이로프랙틱 치료만으로 뇌를 즉시 투쟁-도피 모드에서 끌어내고 주도권을 전전두엽 피질로 옮길 수 있다는 것을 발견했다. 그녀의 연구는 카이로프랙틱 치료 후 전전두엽 피질로 가는 혈류가 30퍼센트 증가한다는 것을 입증했다.[19] 이는 투쟁-도피 모드에 갇혀 있는 갱년기 여성에게 대단히 유용하다.

우리 클리닉에서 두뇌 재훈련을 위해 사용하는 두 번째 바이오해킹 도구는 브레인탭BrainTap®이다. 이것은 『천재성을 깨워라Awaken the Genius』의 저자 패트릭 포터Patrick Porter 박사가 만든 장비다. 그의 브레인탭 헤드셋은 뇌파 동조를 유도하기 위해 네 가지 핵심 요소를 사용한다. 이들 요소에는 바이노럴 비트**, 유도 시각 심상***, 10사이클 홀로그램 음악, 등시성 음조****가 포함된다. 이 모든 요소의 효과는 엄청난 양의 과학적 근거가 뒷받침하고 있다. 내 환자들은 이 바이오해킹을 '강제 명상forced meditation'이라고 부르기도 한다.

뇌가 보다 균형 잡힌 방식으로 작동하도록 훈련하는 데에는 몇 년의 시간이 필요하다. 브레인탭은 투쟁-도피 모드에 갇혀 있을 때 사용하지 않는 뇌 부위를 운동시키기 때문에 몇 주 만에

** 바이노럴 비트(Binaural Beat): 각 귀에 다른 주파수의 소리를 들려주어 두뇌 반구 간의 조화를 이루는 것.

*** 유도 시각 심상(Guided Visualization): 즐거운 상상으로 몸과 마음을 진정시켜 정신적, 정서적, 육체적 스트레스에 대처하는 방법.

**** 등시성 음조(Isochoronic Tone): 특정 뇌파 주파수를 유도하는 데 도움이 될 수 있는 단일 음조의 반복적인 리듬.

스트레스에 대한 반응을 변화시킬 수 있다.

　내가 이 도구를 우리 클리닉에 도입한 것은 환자들이 스트레스가 많은 삶을 처리할 수 있는 다른 방법을 제시하고 싶었기 때문이다. 브레인탭을 통해 환자들이 얻은 결과는 나를 감동시켰다. 학교에서 아이들의 집중력이 높아졌고, 스트레스에 시달리던 엄마들은 스트레스 요인에 이전처럼 빨리 반응하지 않는다는 것을 알아차리게 되었으며, 불면증으로 고생하던 환자들은 쉽게 잠들게 되었다. 브레인탭은 우리 바이오해킹 센터에 새로 들어온 이후 큰 역할을 하고 있다. 많은 환자들이 브레인탭을 너무 좋아해 가정에서 사용하기 위해 헤드셋을 구입하기도 한다.

　나는 앞서 소개한 바이오해킹이 치유 과정을 가속하고 갱년기 여성을 돕는 방식에 깊은 인상을 받아 클리닉 전체를 이런 도구를 중심으로 만들었다. 우리는 이 클리닉을 리셋 룸Reset Room이라고 부른다. 리셋 룸은 사람들이 신체에 힘을 불어넣고 삶에서 마주치는 스트레스 요인을 리셋하기 위해 찾아오는 곳이 되었다. 사람들이 리셋룸의 도구들로부터 얻은 결과를 목격하는 것은 정말 놀라운 일이었다.

✦✦
영원한 젊음을 유지하려면

1. 이전 장에서 소개한 라이프스타일 해킹이 자리 잡도록 한다.

2. 어떤 바이오해킹이 필요한지 확인한다.

3. 카이오프랙틱 치료를 받는다.

4. 바이오해킹 센터를 찾거나 가정용 장비를 구입한다.

인류 역사상 처음으로 사람들이 노화를 거부하고 있다. 이런 항노화 운동의 대부분은 베이비붐 세대에게서 비롯되고 있다. 그들은 부모처럼 늙기를 원하지 않는다. 그들은 예방 의학이라는 아이디어를 자각하고 있다. 건강의 측면에서 그들이 막고자 하는 가장 큰 부분은 노화다. 이런 분위기는 연구를 가속시켰고 현재 바이오해킹이라고 알려진 새로운 기술에 대한 수요를 창출했다. 바이오해킹 운동에 기대를 걸어볼 만한 시점이다.

나는 이미 우리 클리닉에서 적색광, 고압 산소, 펄스 전자기장 요법의 놀라운 기적을 목격하고 있다. 부모 세대처럼 노화는 피할 수 없는 일이라고 생각하고 있다면 재고해 보길 바란다. 내가 이 책에서 가르치는 원리를 이런 많은 바이오해킹이 선사할 수 있는 결과와 결합시킨다면 분명 젊음을 지킬 수 있을 것이다.

열두 걸음

생존에서
번성으로

이 시점에 아마 당신은 두 진영 중 하나에 속해 있을 것이다. 첫 번째 진영은 압도당한 사람들의 진영이다. 어디서부터 시작해야 할지 혼란스러운 사람이라면 조금 더 견뎌주길 바란다. 이 장에서는 자신에게 맞는 라이프스타일을 시작하고 지속하기 위한 몇 가지 견실한 단계를 소개하게 될 것이다.

압도당한 게 아니라면 이 책에서 이야기한 많은 것들을 이미 실천하고 있지만 투입할 수 있는 요소들을 몇 가지 발견한 두 번째 진영에 속한 사람도 있을 것이다. 이런 경우라면 더 발돋움을 해서 당신의 건강을 새로운 수준으로 데려갈 수 있는 것이 있는지 확인해 보길 바란다.

건강을 하나의 퍼즐처럼 보라. 사람마다 퍼즐의 크기가 다르다. 어떤 사람은 250조각만 맞추면 되지만, 어떤 사람은 1,000조각을 맞춰야 할 수도 있다. 어느 쪽이든 인내심을 가져야 한다. 큰 퍼즐을 맞추기 시작할 때는 테두리의 조각부터 찾고, 색상별로 나누고, 테두리를 맞춘 후에야 가운데 퍼즐을 맞출 수 있다. 건강에 대해서도 이와 같은 접근법을 취해야 한다.

테두리부터 시작하기로 하자. 돌아가서 앞서의 장들을 복습하라. 가장 시급히 해결해야 한다고 생각하는 부분이 어디인가? 그 장에서 시작해서 그 장에 소개된 라이프스타일의 변화부터 시작하라. 장의 마지막 부분으로 가서 그 단계들을 밟는다.

내 친한 친구인 에이미는 완경 이후 건강 요법에 단식을 통합시키고자 했다. 그녀는 어린 시절 섭식 장애가 있었고 단식이 사고방식에 영향을 주지 않을까 불안해했다. 그런데도 그녀는 단식을 시도해 보고 싶었다. 나는 그녀가 이 책의 단식에 관한 장에서 이야기한 단계들을 따르도록 했다. 그녀는 첫 단계부터 시작했다. 아침 식사 시간을 한 시간 미룬 것이다. 익숙해지자 그녀는 매일 13시간 동안 음식 없이 지내는 단식을 시도했다. 13시간을 견디는 것이 쉽지 않았기 때문에 더 쉽게 느껴질 때까지 그 단계에 집중했다. 한 달 후 익숙해지면서 더 긴 단식을 할 준비를 갖추게 되었다. 스스로도 알아차리기 전에 쉽게 저녁부터 저녁까지 단식을 할 수 있게 되었으며 결국 단식을 좋아하게 되었다. 단식이 처음이라면 에이미가 밟았던 단계를 따르도록 하라.

선택한 첫 번째 장의 단계에 익숙해지면 다른 장으로 이동해 순서대로 단계를 밟는다. 에이미가 한 일이 정확히 이런 것이었다. 에이미는 단식 팬이 되어 더 많은 것을 알기를 원했다. 컨디션이 너무 좋아서 빨리 다음 수준으로 넘어가고 싶었다.

그녀의 다음 단계는 〈일곱 걸음〉의 내용을 실천하는 것이었다. 당에 중독되어 있던 그녀는 라이프스타일을 바꾸는 것이 쉽지 않을 것임을 예상하고 있었다. 하지만 그녀는 내가 제시한 경로를 잘 따랐다. 먼저 식단에서 정제 탄수화물을 제거했다. 다음으로 탄수화물과 단백질의 매크로를 계산하기 시작했다. 이후 그녀는 가공식품을 피하고 좋은 지방을 더 추가했다. 각 단계마다 적응하고 조정하는 데 시간이 필요했다. 각 단계는 그녀에게 새로운 도전을 부여했지만 새로운 수준의 건강도 가져다주었다. 각 단계가 더 많은 것을 할 동기가 된 것이다.

단식 라이프스타일이 확실히 자리를 잡고 탄수화물 섭취량이 줄자, 그녀는 이상적인 체중과 활력을 되찾고 해독을 시작할 준비가 되었다. 이것이 내가 이 책에서 추천하는 완벽한 라이프스타일 접근 방식이다. 단계를 밟아 나가다 보면 당신이 깃들어 있는 자신의 몸을 사랑하고 있음을 알게 되는 때가 올 것이다.

성취욕이 강해서 한 가지 이상의 라이프스타일 변화를 시작하려는 사람도 있을 것이다. 그것도 가능하다. 두세 장에 담긴 단계를 쉽게 결합할 수 있다. 내가 환자와 일대일로 상담할 때 하는 일이 바로 이런 일이다. 환자가 얼마나 많은 변화를 원하는지, 목표가 무엇인지, 삶이 필요로 하는 것이 무엇인지 살피고 그에 맞게 성공을 향한 단계를 만들 수 있다.

내가 소셜미디어를 통해 알게 된 것 중 하나는 내가 가르치는 원칙이 원기를 북돋우는 데 매우 효과적이기 때문에 일단 이 원칙을 접한 사람은 이를 삶에 적용하는 방법에 대해 가능한 한 많이 알고 싶어질 것이란 점이다. 이는 단계를 밟아감에 따라 질문이 생길 가능성이 높다는 뜻이다. 내 유튜브, 인스타그램, 페이스북에는 매주 수천 개의 질문이 올라온다.

나는 생명을 구하기 위해 이 책을 썼다. 갱년기 리셋을 위한 5단계 프로세스는 병을 키우는 길에서 건강을 확보하는 길로 당신이 옮겨가도록 해줄 것이다. 혼자 하는 단계별 접근 방식이 당

갱년기 리셋, 봄을 되찾다!

신에게 맞지 않은 경우라면, 나에게 여정을 좀 더 쉽게 만들기 위해 이용할 수 있는 리소스가 있다. 이런 원칙을 실천하는 사람들로 이루어진 온라인 커뮤니티도 있다. 이런 프로그램에 언제든지 참여할 수 있다.

리셋터 컬래버레이티브, 리셋 아카데미, 그룹 디톡스 등 언제나 가입할 수 있는 세 가지 온라인 프로그램이 있다. 리셋터 컬래버레이티브는 한 달에 한 번 함께 단식하는 페이스북 그룹이며, 리셋 아카데미는 다양한 단식과 식이 요법, 마이크로바이옴 회복법을 가르치는 온라인 멤버십 그룹이고, 그룹 디톡스 프로그램은 내 안내에 따라 신경 독소와 발암 물질을 몸에서 빼내는 해독 안내 프로그램이다. 자신에게 맞는 프로그램을 선택하도록 하라.

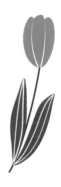

✦✦
나를 위한 라이프스타일 설계하기

1. 가장 노력이 필요한 라이프스타일 변화부터 선택한다.

2. 제시한 순서대로 라이프스타일 변화의 단계를 밟는다.

3. 해당 라이프스타일 단계에 적응하면 다음 라이프스타일로 넘어간다.

4. 추가적인 검사나 건강 상담을 통해 접근 방식을 자신에게 맞추어 조정한다.

여전히 갈팡질팡하고 있다는 생각이 든다면 손을 내밀라. 나는 당신을 지원하고 올바른 방향으로 향하게 해줄 세심한 사람들로 구성된 팀을 갖추고 있다. 당신에게는 자신의 몸을 더 잘 이해하기 위해 더 많은 검사가 필요한 것일 수도, 건강 퍼즐에서 어떤 조각이 빠졌는지 파악하는 데 도움을 줄 일대일 상담이 필요한 것일 수도 있다. 건강 여정의 어느 단계에 있든 치유가 가능하다는 것을 알아야 한다.

나는 40대에 접어들면서 수많은 불균형이 드러났다. 이 책에서 제시한 것들을 발견하기까지 10년에 가까운 시간이 필요했다. 너무 많은 여성이 갱년기로 인해 고통을 받으면서도 답은 얻지 못하고 있다. 라이프스타일의 변화를 통해 이들 증상의 대부분을 고칠 수 있다. 하지만 10년이 걸릴 필요는 없다. 나는 당신의 상태가 바로 나아지기를 바란다.

각 장의 단계를 실천하든, 내 프로그램 중 하나에 참여하든 내가 항상 당신을 응원하고 있다는 것을 잊지 말라. 갱년기는 삶의 궤도를 수정할 수 있는 믿기 힘들 정도로 멋진 시기다. 갱년기 증상이야말로 당신의 몸이 도움을 요청하는 외침으로 받아들여야 한다. 라이프스타일에 변화를 일으킴으로써 증상을 해결하는 방법을 이해하면 그 외침은 멈출 것이다. 가장 중요한 것은 다시 통제력을 느끼게 되리라는 점이다.

리사 이야기

45세부터 리사의 건강은 악순환에 빠졌다. 항상 피로했고, 잠을 자지 못했으며, 기억력이 떨어지고, 불안이 가득했다. 그 어떤 것으로도 긴장을 풀 수가 없었다. 아주 작은 스트레스 요인만으로도 공황 발작이 시작되었다. 멋진 아이들과 다정한 남편, 애정을 쏟는 일을 가진 그녀가 불안증을 느낀다니 말이 되지 않는 상황이었다. 뭔가 다른 것이 필요하다고 생각한 리사는 내게 연락해 도움을 청했다.

나는 갱년기 리셋 과정을 그녀에게 맞추어 변경했다. 그녀와 함께 몇 달에 걸쳐 그녀에게 적절한 단식 라이프스타일을 구축한 것이다. 그녀의 주말은 아이들의 스포츠 행사로 가득 차 있었기 때문에 단식은 온종일 바쁜 그런 날에 그녀에게 유용한 도구가 되었다. 나는 그녀에게 키토시스 상태에 들어가는 방법을 가르쳤다. 키토시스는 그녀에게 엄청난 활력과 맑은 정신을 가져다주었고, 그녀가 수년 동안 없애려고 노력했던 마지막 20파운드(약 9킬로그램)를 감량하는 데 도움을 주었다.

그녀는 독성 부하를 테스트하고 여러 번의 맞춤형 해독을 진행했으며, 그 결과 기분이 차분해지고 수면이 정상 궤도를 되찾았다. 1년이 지난 지금 리사는 더 활기차고 차분하며 행복하다. 리사는 내가 제시한 방법으로 갱년기에도 활기찬 삶을 살 수 있는 라이프스타일을 스스로 구축했다.

이제 50세인 리사는 얼마 전 나에게 마지막 월경 후 1년이 지났다는 말을 전했다. 그녀는 공식적으로 완경을 맞은 기분에 대해 이야기하면서 자신의 갱년기 여정을 되돌아보았다. 그녀는 이렇게 말했다. "갱년기는 제겐 그리 나쁜 일이 아니었어요" 리사가 45세에 라이프스타일을 교정해 완경기 여성들이 겪는 많은 문제에서 벗어날 수 있었다는 사실을 깨달은 그때는 우리 둘 모두에게 정말 아름다운 순간이었다.

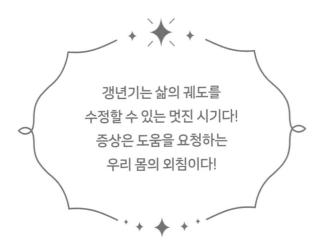

갱년기는 삶의 궤도를
수정할 수 있는 멋진 시기다!
증상은 도움을 요청하는
우리 몸의 외침이다!

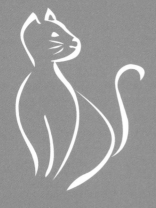

당신의 몸은
생각보다 강하다

이제 끝에 도달했다. 내가 인도한 지금까지의 여정이 당신에게 기대감과 희망을 주었기를 바란다. 나는 내가 제시한 다섯 단계를 따라 갱년기 증상을 리셋한 수천 명 여성의 성공 사례를 목격했다. 내가 그랬듯 당신도 성취감을 느끼고 상황을 낙관하는 시각을 가지길 빈다. 각 장마다 치유 대상, 목적과 효과가 다르다는 것을 기억하라.

갱년기의 혼란 속에서 길을 잃었다면 호르몬 위계와 당신의 증상에 어떤 호르몬이 영향을 미치는지 설명한 〈네 걸음〉과 〈다섯 걸음〉을 다시 읽어보라. 체중 조절, 활력, 맑은 정신을 유지하는 데 어려움을 겪고 열감이 있다면 〈여섯 걸음〉, 〈일곱 걸음〉, 〈여덟 걸음〉을 다시 읽고 자신에게 맞는 단식과 키토바이오틱 라이프스타일을 만드는 일을 시작해 보라.

불면증 때문에 피로를 느끼는가? 머리카락이 빠지고 있는가? 기억력이 전과 같지 않다고 느끼는가? 그렇다면 〈아홉 걸음〉으로 돌아가서 호르몬을 혼란에 빠뜨리는 환경 독소에 대해 알아보라. 마지막으로, 혈당을 낮출 수 없거나 증상을 없애기 위해 가능한 모든 일을 하고 있지만 효과가 없다고 느껴진다면 〈열 걸음〉을 다시 읽어보라. 쫓기는 여성으로서의 속도를 늦춰야 할 때일 수 있다.

이 다섯 단계를 밟으면서 당신이 깃들어 있는 기적의 몸은 이미 치유의 프로그램을 갖추고 있다는 사실을 잊지 말라. 당신의 몸은 당신이 여태 배워서 알고 있는 것보다 훨씬 더 강하다. 당신이 겪고 있는 고난을 기적으로 여기기 힘들다는 것은 나도 잘 알고 있다. 하지만 약속하건대 이 험난한 갱년기의 여정에는 놀라운 치유의 기회들이 존재한다.

갱년기는 거울이다. 당신을 응시하고 있는 증상들은 당신의 몸이 해결해 달라며 내미는 일종의 선물이다. 당신이 이런 증상들을 악당으로 여기지 말고 포용하기를 간절히 바란다. 이 증상

갱년기 리셋, 봄을 되찾다!

들은 단순히 당신에게 일어나는 것이 아니라 당신을 위해 일어나고 있다.

오늘날 우리 시대의 건강에 대해 생각하면 마음이 아프다. 그 중에서도 가장 취약한 것이 갱년기를 거치는 여성이다. 호르몬은 보호의 역할을 하는데, 이런 보호자들을 잃고 갱년기에 접어들면 온갖 질병에 노출된다. 골다공증, 호르몬 암, 심혈관 질환, 관절염, 치매, 알츠하이머병, 당뇨병은 모두 완경 후에 더 흔히 겪는 질환이다. 완경 전에서 완경 후로의 전환기에 있는 당신에게는 기회가 있다. 당신은 건강이 향하는 방향을 바꿀 수 있다. 이 책에 제시된 생활 습관 변화를 실천한다면 통제권을 되찾을 수 있다. 만성 질환은 하루아침에 생기지 않는다. 암세포는 오랜 나쁜 생활 습관에서 발생한다. 내 몸의 요구에 귀를 기울이고 그것을 이해하면 질병이 생기는 것을 막을 수 있다.

어떤 진단을 받았든지, 얼마나 많은 독소에 노출되었든지, 얼마나 많은 의사가 좋지 않은 예후를 이야기했든지 우리 몸은 치유를 원한다. 몸은 지금 이 순간을 위해 준비를 갖추고 있다. 몸은 당신과 맞서는 것이 아니라 함께 일하기를 원한다. 당신 안에는 무엇을 해야 할지 알고 있는 강력한 지능이 있는 것이다. 이 책에서 제시한 다섯 단계를 적용하면 우리 몸이 얼마나 강력하게 태어났는지 알게 될 것이다.

이제 당신에게는 갱년기에도 활력을 발산할 수 있는 방법이 있다. 궤도에서 벗어났다는 느낌이 든다면 이 책을 다시 읽어보라. 호르몬에 대해 설명하는 장들을 다시 찾아보라. 호르몬 위계를 다시 떠올리고 코르티솔과 인슐린의 균형을 맞추면 에스트로겐, 프로게스테론, 테스토스테론의 균형을 더 성공적으로 찾을 수 있다는 것을 기억하라. 길을 잃었고 증상이 당신을 장악하는 느낌이라면 갱년기 리셋을 달성하는 다섯 단계로 돌아가 보라. 이 단계들을 출구를 찾기 위한 지도로 여겨라.

나는 우리 클리닉에서 매일같이 치유의 사례들을 목격한다. 체중 감량에 도무지 진척이 없거나, 여러 가지 약에 의존하고 있거나, 기억력이 약화되고 있거나, 불면증과 만성 피로에 시달리던 여성들이 마침내 건강을 되찾는 것을 본다. 마법의 약이나 수술 때문이 아니다. 그들은 자신을 다시 믿기로 결심했기 때문에 건강을 되찾았다. 그들은 단식 라이프스타일을 구축하는 방법을 배운다. 키토제닉 다이어트의 원리를 적용한다. 생리가 있으면 그 주기에 맞춰 식사를 한다. 에스트로볼롬을 돌보기 시작한다. 해독을 한다. 쫓기는 생활을 끝낸다. 몸에 맞서지 않고 몸과 함께 일하기로 결정하면 기적이 일어난다. 몸이 치유된다.

내가 가장 좋아하는 순간은 환자가 "이거 정말 효과가 있네요"라고 말할 때다. 당연히 효과가 있다. 그것은 당신의 몸이 그렇게 설계되었기 때문이다. 다만 당신은 몸을 어떻게 대해야 하는지 배우지 못했을 뿐이다.

갱년기는 자신을 믿고 자신을 다시 우선시할 수 있는 기회다. 당신은 지난 수십 년 동안 가족, 일, 주변 사람들에게 자신을 바쳤다. 이제는 자신을 위한 여정에 바쳐야 한다.

질병은 우리와 우리 몸이 분리될 때 발생한다. 이런 일은 쉽게 일어난다. 우리는 외부 경험에 더 집중하는 세상을 살고 있다. 반면 내부에서 일어나는 일을 무시한다. 우리는 좀처럼 속도를 늦추고 우리 몸이 건네는 말에 귀를 기울이지 않는다. 때때로 우리는 증상이 의미하는 것이 무엇인지 생각할 시간을 갖지 않고 내리눌러 버린다. 하지만 잠시 멈추어서 갱년기를 거치는 우리 몸에 어떤 일이 일어나고 있는지 이해하면 경외감을 갖게 될 것이다. 오랫동안 일을 잘 하던 중요한 기관의 속도가 느려지고 있다면 그 기관은 쓸모를 다했음을 의미한다. 지나온 과정 동안 그 기관이 해낸 상징적이고 기적적인 일들이 있을 것이다.

어느 날 아침, 호르몬으로 유난히 힘겨웠던 며칠을 보낸 후 자리에 앉아 명상을 하던 것이 기억난다. 이 여정의 기복 때문에 진이 빠져 있었다. 솔직히 그날 아침에는 깨달음을 얻지 못했다. 오히려 내 몸에 화가 났다. 갱년기의 광기가 끝나기를 원했다. 조용히 앉아 있는데, 갑자기 이 놀라운 신체 기관이 엄청난 솜씨를 발휘해 내 인생에서 가장 큰 기쁨의 원천인 두 아이를 내게 선사했다는 사실이 떠올랐다. '난소에게 화내지 말자. 두 명의 예쁜 아이를 낳는 데 도움을 주었지 않은가!' 매달 이 난소들은 나를 위해 일을 했다. 난소는 목적을 갖고 있고 나는 그로부터 큰 혜택을 받았다. 이제는 그들이 은퇴할 때가 된 것이다. 분노에서 경외감으로 초점을 옮기자 이 기적적인 기관에 느낄 수 있는 것은 깊은 감사의 마음뿐이었다. 나는 갱년기 증상을 오랜 친구의 메시지로 보기 시작했다.

우리 사회는 이 시기를 임상적으로 접근한다. 갱년기 증상을 무조건 없애야 할 불편함으로만 보는 것이다. 갱년기의 여정이 내게 가르친 것이 하나 있다면 이런 증상들과 내 몸이 겪는 경험을 존중해야 한다는 것이다. 우리는 여성으로서 호르몬 교향곡이 매달 계속되는 몸 안에서 살아가는 축복을 받았다.

당신이 당신의 몸을 거부하고 사랑하지 않는다면 치유할 수가 없다. 인생의 다음 단계로 나아갈 때, 감사와 사랑을 가지고 나아가기로 결심해야 한다. 당신이 깃들어 살아가는 축복받은 이 몸의 지혜를 존중해야 한다. 사랑과 감사의 마음에서 출발해 당신의 몸에 맞서지 말고 거기에 맞춰 라이프스타일을 구축하고자 노력한다면 당신은 인생의 봄을 되찾을 수 있다.

　이 책이 도움이 되길 온 마음으로 기원한다. 나는 당신을 믿는다. 나는 당신 인생의 다음 단계가 그 어느 때보다 빛나는 나날이 될 수 있다는 것을 알고 있다. 포기하면 안 된다. 나는 언제까지나 당신을 계속 응원할 것이다.

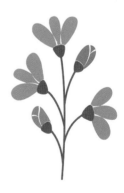

불면의 밤은 이제 그만!
쉽게 잠드는 방법

나의 20대에 누군가 "뭘 하면서 시간 보내는 걸 가장 좋아하냐?"고 물었다면 나는 "잠!"이라고 대답했을 것이다. 잠드는 것, 깨지 않는 것, 집이 아닌 곳에서 자는 것……. 뭐가 되었든 자는 것은 힘이 전혀 들지 않는 건강 습관이었고 나는 그것을 무척 즐겼다. 30대에 접어들면서 어머니로서의 역할과 일의 균형을 찾는 법을 배우던 중 나는 20분 낮잠의 힘을 발견했다.

당시는 일과 부모로서의 의무 사이에서 내 삶이 계속 가속되기만 하던 시기였는데, 잠깐의 낮잠은 쫓기는 여성으로서의 내 삶에 유용한 해독제가 되었다. 일정이 많은 날이면 나는 한 차례

눈을 붙이는 것으로 활력을 되찾을 수 있다는 것을 알게 되었고, 때문에 점심시간에 20분 정도 낮잠 시간을 만들었다. 그때 나는 곧 잠에 들어 남은 하루를 시작할 준비가 된 상태로 개운하게 깨어났다.

그러나 40대가 되면서 수면과의 관계가 극적으로 변화했다. 내가 알아챈 첫 번째 큰 변화는 더 이상 밤새 깨지 않고 잘 수 없다는 점이었다. 새벽 2시를 넘기기가 힘들었다. 어린 시절처럼 다시 쉽게 잠이 들지 못하고 몇 시간이나 뒤척였다. 그동안 뇌는 문제 해결에 과도하게 집중했다. 이른 새벽에 잠에서 깬 내 마음은 마치 뼈다귀를 좇는 들개 같았다. 생각이 강박적으로 반복되면서 몇 시간 동안 깨어 있곤 했다. 이후 나는 심하게 얕은 잠을 사는 사람이 되었다. 비몽사몽을 헤매다가 가족들의 소음, 늦게 잠자리에 드는 남편, 심지어 창밖의 바람 소리에까지 놀라 깨어났다. 깨지 않고 자는 것이 어려워지다가 결국에는 잠에 드는 것이 어려워졌다. 베개에 머리를 대자마자 쉽게 잠드는 나는 더 이상 없었다. 몇 시간 동안 뒤척여야만 잠에 빠질 수 있을 정도로 몸과 마음의 긴장이 풀리지 않았다. 지옥이었다. 오랫동안 힘들이지 않고 해왔던 어떤 일을 하는 것이 이렇게나 힘들어질 줄은 꿈에도 상상하지 못했다.

갱년기 리셋, 봄을 되찾다!

수면 문제가 더 이상 심해질 수 없다고 생각할 즈음 야간 발한이 시작되었다. 잠이 오지 않고, 작은 소리에도 깨어나고, 밤마다 오는 열감으로 불면증에 시달리게 되었다. 쉴 수가 없었다. 호르몬이 고갈된 몸이 야간의 숙면을 통해 리듬을 찾을 수 있게 할 방법을 찾는 데 집착하게 되었다. 잠이라는 축복이 고된 일로 바뀌자 나는 편안하고 회복력 있는 잠을 가능하게 해줄 새로운 도구를 찾기 시작했다. 광란의 수면 패턴에서 벗어나 일관된 수면을 취하는 데 필요한 것을 찾기 위한 10년에 걸친 탐구를 시작하게 된 것이다.

〈부록〉에서는 내가 직접 경험하며 발견한 사실을 공유할 것이다. 갱년기에 접어드는 사람이 알아야 할 획기적인 수면 도구가 몇 가지 있다. 이 도구들은 내게 매우 효과적이었을 뿐만 아니라 우리 커뮤니티의 수천 명 여성들에게도 완벽하게 적용되었다.

이런 도구들을 소개하는 동안 불면증은 다른 갱년기 증상보다 큰 도구 상자를 필요로 하는 것 같다는 점을 기억하는 것이 좋겠다. 한 가지 도구만 꺼내도 마법을 부린 듯 효과를 보는 날이 있는가 하면, 같은 효과가 나타나지 않는 것 같은 날도 있다. 그렇다고 그 도구를 포기해서는 안 된다.

이 책에서 소개한 다른 다섯 가지 라이프스타일 변화와 달리, 수면 도구들은 대단히 역동적이다. 모든 도구를 동시에 다 꺼내 들어야 하는 것은 아니다. 어느 날은 한 가지 도구만 꺼내고 어느 날은 모든 도구를 다 꺼낼 수도 있다. 수면은 의지로 헤쳐 나가는 것이 불가능한 건강 습관 중 하나다. 호르몬에 리듬이 있는 것처럼, 이런 도구들에도 자연스러운 리듬이 있다고 생각하라.

언제 사용해야 하는지 더 잘 이해할 수 있도록 이들 수면 도구를 기본, 적극 권장, 좋은 부가물의 세 가지 범주로 분류해 놓았다. 이 세 가지 범주를 상세히 살피기 전에 먼저 갱년기가 수면에 왜 그런 커브볼을 던지는지부터 알아보도록 하자. 갱년기에 불면증이 나타나는 이유를 알면 어떤 수면 도구가 자신에게 가장 적합한지 이해하는 데 도움이 될 것이다.

갱년기 리셋, 봄을 되찾다!

✦✦
갱년기 여성이 숙면을 취하지 못하는 이유

체중 감량이 호르몬에 좌우되는 것처럼 수면도 그렇다. 수면에 영향을 미치는 호르몬에는 코르티솔, 멜라토닌, 인슐린, 에스트로겐, 프로게스테론 다섯 가지가 있다.

성호르몬인 에스트로겐과 프로게스테론부터 시작해 보자. 이 신비한 신경 화학 물질들은 숙면을 지원하는 핵심 요인이다. 이들 호르몬이 감소하기 시작하면 잠들고 깨지 않는 단순한 행위가 극적으로 변화한다.

● 프로게스테론 감소

프로게스테론의 가장 놀라운 특성 중 하나는 뇌의 가바 수용체 부위를 활성화해 몸과 마음이 긴장을 풀 수 있도록 하는 것이다. 따라서 프로게스테론이 없으면 가바 수치가 급감해 제대로 쉬지 못하고 잠드는 데 어려움을 겪게 된다. 완경기에 수반되는 가바 및 프로게스테론의 감소는 종종 커피를 여러 잔 마신 것처럼 느껴진다. 피곤함을 느끼며 침대에 기어 들어가지만, 베개에 머리를 뉘면 초초한 느낌이 들면서 몸과 마음이 좀처럼 이완되지 않는다.

좋은 보충제를 설명하는 부분에서 40세 이후에 경험하는 프로게스테론 저하에 힘들이지 않고 적응할 수 있도록 가바를 높이는 여러 가지 도구를 제시할 것이다.

● 에스트로겐 감소

야간 발한이나 열감은 에스트로겐 감소 탓이다. 갱년기 동안은 에스트로겐의 변화가 급격해 어느 날은 급증했다가 다음 날은 급감하기도 한다. 이런 에스트로겐의 롤러코스터 같은 변화는 갱년기 초기에 대단히 흔하다. 어느 날은 에스트로겐이 맑은 정신과 멀티태스킹 능력, 예리한 인지력, 부드럽고 탄력있는 피부, 건강한 모발을 가져다주는 절친한 친구처럼 느껴질 것이다. 하지만 다음 날에는 정반대의 느낌을 받는다. 집중이 되지 않고, 피부와 점막이 건조해지고, 삶의 모든 스트레스 요인이 뇌를 투쟁-도피 상태로 만드는 것 같다.

이런 극적인 에스트로겐의 변화로 특히 밤이면 열감이 시작된다. 에스트로겐의 급격한 감소는 시상하부에 체온을 높이라는 신호를 보낸다. 단 하룻밤 만에 에스트로겐이 극단을 오르내리며 밤사이 몇 차례나 땀에 흠뻑 젖는다. 이런 경우라면 내가 구상한 기본 도구들에 세심하게 주의를 기울여야 한다. 에스트

갱년기 리셋, 봄을 되찾다!

로겐 기복은 라이프스타일의 몇 가지 간단한 변화만으로도 안정시킬 수 있다.

● 멜라토닌 감소

멜라토닌은 수면 호르몬으로 널리 알려져 있지만, 몸이 멜라토닌을 생성하도록 하는 것은 생각만큼 쉽지 않다. 건강의 여러 측면이 멜라토닌 생성에 영향을 주지만 멜라토닌 분비의 가장 놀라운 촉진제는 햇빛이다. 멜라토닌은 빛에 의존하기 때문이다. 멜라토닌은 눈이 다양한 유형의 빛을 인식할 때 등장한다. 일출과 일몰 때에는 하루 중 그 어느 때보다 붉은빛이 많다. 멜라토닌에 가장 큰 영향을 미치는 것은 이 두 시간대다.

해가 떠오르는 아침이면 하늘을 가득 채우는 붉은 색조가 몸에 멜라토닌 생성을 멈추라고 말한다. 아침에 멜라토닌 분비가 서서히 멈추기까지는 몇 시간이 걸린다. 석양의 붉은빛은 멜라토닌에게 하루가 끝나고 잘 시간이 가까워졌으니 다시 돌아와야 한다는 신호를 보낸다. 한낮의 빛은 멜라토닌에게 북극성과 같은 역할을 하며 하루 주기 중에 어디에 있는지를 알려준다.

이렇듯 일주기성 리듬은 숙면에 중추적이다. 그런데 빛의 이 세 가지 핵심 시간대를 놓치면 멜라토닌 수치가 악화될 수 있다.

나는 기초 수면 도구들로 보충제에 의존하지 않고 몸이 멜라토닌을 생성할 수 있게 하는 검증된 일주기성 리듬 리셋 방법을 알려줄 것이다.

● 코르티솔 상승

코르티솔은 건강의 모든 측면, 특히 수면의 적이다. 코르티솔이 뇌에 위기가 머지않았다는 신호를 보낸다는 점을 기억해야 한다. 위기 상황에서는 수면이 득이 되지 않는다. 몸의 최우선 사항이 생존이기 때문이다. 코르티솔이 급증하면 몸은 당신이 일어나서 움직이기를 원한다. 호랑이로부터 도망쳐야 할 시점이기 때문이다.

만성적인 스트레스를 받았을 때 코르티솔의 도피 욕구를 경험해 보았을 것이다. 계속해서 스트레스 수준이 높으면 하루를 마치고 누워도 잠들 수 있을 만큼 몸의 긴장이 풀리지 않고 심장이 두근거린다. 과잉 경계 상태인 신체가 당신이 잠들기를 원치 않고 달리기를 원하기 때문이다. 새벽 2시에 계속 잠에서 깬다면 이 역시 급격하게 증가한 코르티솔이 당신의 문을 두드리기 때문이다. 보통 새벽 2~3시경에는 혈당이 야간 최저치로 떨어진다. 이런 포도당의 감소가 부신의 과잉 활동을 자극해 코르티솔을 급증하게 만든다. 심장이 두근거리며 잠에서 깨는 것도 무리가 아니다.

하루 중 적절치 않은 시간에 코르티솔이 급증하는 이 패턴을 코르티솔 조절 장애라고 한다. 기초 수면 도구와 좋은 부가물 부분에서 코르티솔의 균형을 찾아 생존 중추를 활성화시킴으로써 잠을 깨우지 않도록 하는 입증된 도구를 소개할 것이다.

● 인슐린 상승

수면에 영향을 미치는 마지막 호르몬은 인슐린이다. 높은 인슐린 수치가 불면증을 유발한다고 잘못 생각하는 경우가 많은데, 사실 인슐린은 멜라토닌과 반비례 관계다. 낮과 같이 멜라토닌 수치가 낮으면 인슐린 민감성은 높아진다. 낮 동안 먹는 음식이 인슐린 반응이 더 좋다는 의미다. 인슐린이 하는 일은 포도당을 세포로 이동시키는 것이기 때문에 중요한 개념이다.

어두워진 겨울철 저녁 8시 이후에 고탄수화물 식사를 하면 포도당이 지방 저장고와 뇌 조직으로 이동할 가능성이 높다. 야간의 급격한 포도당 증가는 더 많은 축적으로 이어질 뿐 아니라, 포도당이 증가하면 투쟁-도피 신경계가 활성화되어 몸에 잘 때가 아니라 깨어 있어야 할 때라는 신호를 준다.

기초 수면 도구 부분에서는 멜라토닌을 높일 뿐만 아니라 인슐린이 포도당을 더 적절하게 조절할 기회를 주도록 빛에 노출되는 시간에 맞춰 식사 시간을 조정하는 방법을 제시한다.

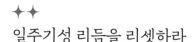

일주기성 리듬을 리셋하라

40대에 내가 정면으로 마주해야 했던 가장 기초적인 수면 습관은 일주기성 리듬을 리셋하는 것이었다. 우리 인간의 호르몬 생산은 빛 생성과 밀접한 관련이 있다. 이는 남성과 여성 모두 마찬가지지만, 갱년기 여성에게는 특히 더 중요하다.

수면에 도움을 주던 성호르몬이 줄어들면 당신의 몸은 수면에 관련된 일을 처리하기 위해 다른 호르몬과 신경 전달 물질에 의존해야 한다. 그런데 우리 몸의 신경 화학 물질은 한 팀처럼 움직인다. 팀원 일부가 약해지면 다른 팀원이 나서 추가 작업을 해야 하는 식으로 말이다. 그렇기 때문에 갱년기에는 일주기성 리듬의 리셋이 대단히 중요하다. 몸과 마음이 일주기성 리듬을 정확하게 유지하면 다른 호르몬의 적절한 흐름으로 몸에 숙면을 취하는 데 필요한 신경 화학적 리듬을 제공할 수 있다.

갱년기 리셋, 봄을 되찾다!

일주기성 리듬은 하루 24시간 일정에 대응하는 신체, 정신, 행동의 변화를 말한다. 이는 당신이 수면-각성 주기의 어느 단계에 있는지에 대한 신체의 인식이다. 이 주기는 호르몬과 신경 전달 물질 등 신경 화학 물질에 의해 조절된다. 이 물질은 24시간 내내 분비되어 낮에는 각성 상태를 유지하도록, 밤에는 졸음을 느끼도록 도와준다. 이 시스템은 여러 가지 외부적 영향, 특히 빛에 대한 노출에 영향을 받는다.

일주기 리듬을 이해하는 가장 좋은 방법은 24시간 주/야간 주기로 어떤 신경 화학적 작용이 일어나는지 익히는 것이다. 일상을 계획할 때에는 수면에 영향을 미치는 신경 화학 물질을 방해하는 외부의 영향이 많다는 것을 유념해야 한다. 이 리듬과 일상적 습관을 일치시키는 방법을 이해하는 것은 숙면을 취하는 데 대단히 중요하다.

아침에 일어난 직후에는 멜라토닌이 여전히 몸속을 고동치고 있지만 빛에 노출되면 멜라토닌 분비는 멈춘다. 아침에 빛에 노출되는 것을 일주기 타이머를 켜는 것으로 생각하라. 타이머가 시작되면 주간 신경 화학 물질이 방출되기 시작한다. 우선 코르티솔이 나온다. 코르티솔은 일어나는 순간부터 서서히 증가하다가 두 시간이 지났을 때 하루 중 최고점에 이른다.

코르티솔은 하루를 살아갈 수 있게끔 활력을 주는 호르몬이다. 당신이 움직이기를 원하는 호르몬이기도 하다. 따라서 호르몬의 관점에서 운동하기에 가장 좋은 시간은 아침이다. 코르티솔은 하루 중 아침때 최고점에 이른 뒤 점차 감소해 저녁에 최저점을 찍는다. 이것이 자연스러운 코르티솔 수치의 흐름이다.

그런데 오후에 스트레스로 인해 코르티솔 급등이 발생하면 이런 자연스런 코르티솔 리듬을 방해할 수 있다. 코르티솔 조절 장애라고 하는 이런 상태는 숙면을 취하지 못하게 하는 중요한 원인이다. 일과가 끝났을 때 피곤하면서도 긴장감과 초조함을 느낀다면 코르티솔 조절 장애가 있다고 생각하면 된다. 또 다른 흔한 징후는 심장이 급하고 강하게 뛰는 것이다. 하루가 끝날 때쯤 이런 증상이 나타난다면 코르티솔 패턴의 조절 장애일 가능성이 높다.

현대인은 스트레스를 피하기가 어렵다. 종종 오후에 스트레스가 계속 이어지면서 코르티솔이 상승하면 안 되는 시간에 코르티솔이 급등한다. 그렇지만 스트레스가 가득한 삶에도 코르티솔의 균형을 찾아 숙면을 취할 수 있도록 돕는 몇 가지 견실한 전략이 있다. 쫓기는 여성의 코르티솔 균형을 찾는 5가지 방법을 알아보자.

갱년기 리셋, 봄을 되찾다!

✦✦
코르티솔에 맞서지 않고 코르티솔과 함께한다

코르티솔 패턴의 균형을 찾는 첫 번째 방법은 일출과 함께 일어나는 것이다. 아침 일출의 붉은 색조는 멜라토닌 생성을 차단한다. 이른 아침 시간에 눈이 붉은빛을 볼 기회를 놓칠 경우, 잠에서 일어나면서 멜라토닌이 갑자기 차단되고 코르티솔이 빠르게 증가한다. 호르몬 감소에 적응하고 있는 갱년기 뇌를 위해서는 호르몬의 부드러운 변화가 꼭 필요하다. 호르몬의 갑작스러운 변화는 곧바로 야간의 불면으로 이어지기 때문이다. 호르몬과 신경계의 급격한 변화는 우리를 자연스러운 흐름에서 벗어나 지속적인 투쟁-도피 상태에 들어가게 한다.

일출과 함께 일어나 점진적이고 부드럽게 아침 활동을 시작하면 코르티솔과 투쟁-도피 신경계의 균형을 찾아 야간에 숙면을 하는 데 도움이 된다. 아침의 붉은 빛을 볼 수 없는 곳에 산다면 가정용 적색광 장치를 아침에 켜서 하루의 시작을 눈에 인식시키는 방법도 있다.

이른 아침 시간에 무엇을 하느냐도 중요하다. 곧바로 휴대폰을 들고 이메일을 확인한다면 자신을 청색광에 노출시키는 것이다. 청색광은 멜라토닌 분비를 갑작스럽게 차단한다. 이메일 때문에 스트레스를 받으면 코르티솔이 활성화된다. 아침에 일어나자마자 휴대폰을 보는 간단한 행동 하나만으로도 두 가지 주요 호르몬에 부정적인 영향을 주는 것이다.

내가 40대에 들어 바꾼 생활 습관 중 가장 중요한 것은 일출을 볼 수 있을 만큼 일찍 일어나 좋아하는 의자에 앉아 명상을 하고 하루의 첫 한 시간 동안 영감을 주는 책을 읽는 것이다. 나는 이 시간을 기적의 시간이라고 부른다. 내 사고방식과 수면에 모두 기적을 일으켰기 때문이다. 하루를 시작하는 방식을 바꾸니 멜라토닌과 코르티솔의 자연스러운 리듬에 맞춘 부드러운 출발이 가능해졌다. 이것은 내가 지금까지도 계속 지키고 있는 매우 강력한 건강 습관이다.

아침에 코르티솔이 자연스럽게 상승하도록 하는 또 다른 중요한 단계는 커피를 마시는 시간이다. 일어나고 2시간 후면 코르티솔이 최고점에 이른다는 사실을 잊지 말아야 한다. 일어나자마자 커피를 마시면 코르티솔이 일주기성 리듬에서의 정상보다 일찍 활성화된다. 이렇게 코르티솔이 일찍 생성되는 것을 막는 간단한 단계는 일어나고 2시간 후까지 기다려 커피를 마시는 것이다. 이 말에 책을 던져 버리지는 말아라. 나도 이상한 소리로 들리리란 것을 알고 있다! 나는 성인으로서의 삶 대부분 동안 커피에 완전히 중독되어 있었다. 40대에 커피를 두 시간 동안 참으라는 얘기를 들었다면 전혀 하고 싶지 않은 고문 같은 모험이라고 말했을 것이다.

하지만 결국은 효과 있는 간단한 전략을 찾았다. 나는 매일 아침 커피 마시는 시간을 조금씩 미뤘다. 30분 미루는 것부터 시작한다. 며칠 후에는 다시 30분 미룬다. 며칠에 한 번씩 커피 마시는 시간을 조금씩 미룬다. 몇 주 동안 그렇게 하면 일어나고 2시간 후에 커피를 마시는 것이 더 자연스럽게 느껴질 것이다.

40대에 코르티솔 조절 장애의 균형을 찾기 위해 시행한 또 다른 전략은 명상이었다. 나는 침대에서 일어나자마자 바로 내 생각하는 의자에 앉아 명상을 했다. 커피 마시는 일을 미루고 명상을 먼저 하면서 모닝커피가 선사하는 카페인이 없을 때 뇌가 명상에 더 깊이 몰입할 수 있다는 것을 알게 되었다. 카페인이 없는 경우 세타파라고 알려진 뇌파 상태에 쉽게 다가갈 수 있다. 세타파는 깊은 잠을 잘 때 경험하는 델타파와 일상 활동을 해낼 때 나타나는 베타파 사이에서 발생하는 뇌파다. 세타파는 영감과 통찰력이 자주 나타나는 곳이어서, 뇌가 세타파 상태일 때는 훨씬 쉽게 명상을 할 수 있다. 커피 마시는 시간을 미루고 아침에 일어나자마자 명상을 함으로써 일주기 리듬 습관을 이중으로 실천하기 시작하자 수면 상태가 극적으로 개선되었다.

내가 사용하고 있는 또 다른 코르티솔 조절 도구는 운동 시간을 코르티솔이 최고조에 달하는 시간대인 기상 2시간 후로 옮기는 것이었다. 코르티솔은 당신이 움직이기를 원한다는 것을 기억하라. 따라서 아침 운동은 코르티솔의 강력한 조절제다. 일어나서 몇 시간 후에 산책을 하거나 체육관으로 향하면 코르티솔을 완벽하게 사용할 수 있다. 코르티솔이 넘쳐날 때 사용하는 것은 수면뿐 아니라 전반적인 건강에도 중요하다.

스트레스가 많은 오후에 코르티솔이 급증했을 때도, 운동은 코르티솔을 배출하는 좋은 방법이라는 것을 기억해야 한다. 스트레스가 많은 상황이 발생하면 일어나서 걸어라. 이는 두 가지 방식에서 코르티솔에 도움을 준다. 첫째, 활력을 주는 이 호르몬을 그것이 선호하는 용도로 사용하게 된다. 둘째, 뇌에 투쟁-도피 모드에 머물러 있을 필요가 없다고 말해 준다. 나는 마음이 두려움이나 불안으로 옮아갈 때마다 걷는다. 이것이 불안을 줄이고 코르티솔 수치를 낮추는 가장 빠른 방법이라는 것을 발견했기 때문이다.

✦✦ 한낮의 태양은 우리를 행복하게 한다

아침 루틴을 호르몬의 필요에 맞추었다면, 하루 중 다른 시간대의 빛 노출도 생각해야 한다. 예를 들어, 한낮의 빛은 뇌에게 당신이 하루 중 어느 지점에 있는지를 말해 준다. 아침의 빛이 타이머를 시작한다는 관점에서 본다면, 한낮의 빛은 뇌에 잠자기 전까지 남은 시간이 얼마나 되는지를 알려준다. 하루 종일 실내에 있고 정오부터 시작되는 전 영역 가시파장의 빛을 받지 못하면 일주기 타이머가 흐트러질 수 있다.

한낮에 20분 정도의 가벼운 산책이 이런 문제를 해결한다. 한낮의 빛은 눈의 세로토닌 수용체 부위를 활성화한다. 세로토닌은 기분을 좋게 하는 호르몬이다. 외부에 나가서 뇌가 전 영역 가시파장의 빛을 인식하게 하면 일주기성 리듬이 바른 궤도를 가도록 할 수 있을 뿐 아니라 기분도 밝아진다.

오후로 넘어갈수록 활력을 주고 기분을 북돋우는 호르몬 대부분이 감소하기 시작한다. 예를 들어, 코르티솔은 오후 3시경에 급감한다. 아마 이런 오후 시간의 피로감을 경험해 보았을 것이다. 코르티솔이 급감하는 것은 호르몬으로 인해 일어나는 현상이다. 밤에 숙면을 취하고 싶다면 오후에는 커피의 유혹을 견

녀야 한다. 이 시간의 커피는 당신을 코르티솔 조절 장애의 길로 들어서게 할 것이다.

중요한 일일수록 일과의 앞쪽에 배치하라

일주기성 사이클에 맞춰 작동하는 신경 화학 물질의 흥미로운 점은 아침에 활력을 주는 화학 물질이 더 많고 오후와 저녁에는 몸이 수면을 준비하면서 이들 화학 물질이 자연스럽게 사라진다는 것이다. 이런 신경 화학적 리듬을 알게 된 나는 중요한 일을 전방에 배치하기 시작했다.

나는 새벽 5시에 일어나 기적의 아침 루틴을 밟고, 일어나서 2시간이 지나면 커피 한 잔을 마신 뒤 하루 일과에 들어선다. 오전 8시면 본격적으로 업무를 시작한다. 몇 시간 일하고 나면 잠시 멈추고 운동을 한 뒤 다시 업무에 복귀한다. 내 목표는 코르티솔의 자연스러운 리듬에 맞춰 오후 4시까지 일과 중 가장 스트레스가 많은 부분을 끝내는 것이다. 오후 4시 이후에는 가능하면 요리, 사랑하는 사람들과의 대화, 새 책 읽기 등 나에게 기쁨을 주고 편안하게 할 수 있는 일로 넘어간다.

갱년기 리셋, 봄을 되찾다!

앞당길 수 없는 일정도 있을 것이다. 하지만 수면이 정말 심각한 문제라면 고강도의 활동을 최대한 전면에 배치할 수 있는지 확인해 보라. 하루 일과를 앞당겨 수행하면 하루를 성공적으로 보내는 데 필요한 호르몬 사용에 도움이 될 뿐만 아니라, 잘못된 시간대에 코르티솔이 급증할 때 종종 발생할 수 있는 신경화학적 불균형으로부터 몸을 보호할 수 있다.

이 습관을 실천할 때는 유연하고 가벼운 마음을 가지도록 하라. 어떤 날은 스트레스가 많은 사건을 차단하는 것이 불가능할 수도 있다. 하지만 의도적으로 노력한다면 일과의 앞쪽에 고강도 활동을 배치하는 것이 집중력이 필요한 프로젝트를 수행하는 데 도움이 되며 잠자리에 들기 몇 시간 전부터 서서히 긴장을 풀 수 있는 기회도 마련해 준다는 사실을 알게 될 것이다.

✦✦
저녁에는 청색광을 피하라

당신이 실천했으면 하는 마지막 기초적인 아이디어는 잠자리에 들기 전 몇 시간 동안의 루틴에 관한 것이다. 하루를 마무리할 때 고려해야 할 주요 호르몬은 멜라토닌과 인슐린, 이 두 가지다. 하루를 마치는 때라면 멜라토닌 수치는 높고 인슐린 수치는 낮아야 한다. 호르몬은 애초에 이렇게 설계되어 있다. 저녁 8시가 되었는데 멜라토닌 수치는 낮고 인슐린 수치가 높다면 이후 밤이 되어도 잠이 들기 힘들 것이다. 이런 일이 일어나지 않도록 하기 위해 실천할 몇 가지 간단한 전략을 제시하려 한다.

우선, 하루를 마무리할 때 노출되는 빛을 유념하라. 석양이 지는 하늘의 붉은 빛이 멜라토닌에게 이제 등장할 시간이라는 신호를 보낸다는 점을 기억해야 한다. 따라서 해가 질 때 산책을 하며 하늘을 가득 채우는 붉은 빛을 볼 기회를 갖는다면 멜라토닌 증가의 강한 촉진제가 될 것이다.

둘째, 해가 진 후에는 청색광(블루라이트) 노출을 최소화하는 것이 숙면의 열쇠다. 청색광은 멜라토닌을 차단한다. 안타깝게도 청색광은 집 안 곳곳에 있다. 각 방을 밝히는 LED 조명은 물론이고 휴대폰, 컴퓨터 화면, TV에도 청색 파장이 있다. 따라서 멜라토닌 상승을 기대하고 노을이 질 때 산책을 나갔더라도 청색광으로 가득한 집에 돌아오면 산책으로 인한 멜라토닌 상승 효과를 느끼지 못하게 된다.

다행히도 점점 많은 사람들이 청색광의 유해성을 이해하고, 야간에 청색광 차단할 수 있는 다양한 장치들이 개발되고 있다. 가장 실천하기 쉬운 첫 번째 단계는 휴대폰과 컴퓨터 화면을 다크 모드로 설정하는 것이다. 대부분의 휴대폰과 컴퓨터에는 이미 광 필터가 장착되어 있지만, 이 기능이 없는 경우 기기에서 나오는 모든 청색광을 차단하는 필터를 다운로드해 사용할 수 있다. 많은 사람들이 사용하는 또 다른 방법은 청색광 차단 안경을 쓰는 것이다. 밤마다 집 안에 넘쳐나는 모든 청색광을 차단할 수 있는 대단히 간단한 방법이다.

어떤 방법으로 빛을 차단하든, 잠자리에 들기 전 몇 시간 동안 뇌가 보는 빛의 범위에 변화가 필요하다는 사실을 기억하라. 갱년기 여성은 숙면을 취하는 데 도움을 주는 호르몬이 감소하기 때문에, 야간의 가정 내 적색광 노출이 30대에는 수면에 영향을 주지 않았더라도 지금은 영향을 줄 수 있다는 것을 유념해야 한다.

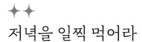

저녁을 일찍 먹어라

저녁 식사 시간은 수면에 중요하다. 인슐린과 멜라토닌은 반대의 작용을 한다. 멜라토닌이 증가하면 인슐린 저항성이 높아진다. 멜라토닌이 감소하면 인슐린 민감성이 회복된다. 잠자기 직전에 저녁을 먹으면 멜라토닌이 차단될 수 있다는 뜻이다. 멜라토닌은 밤에 자연적으로 수치가 증가하며 이는 신체가 휴식을 취하도록 돕는다. 그런데 멜라토닌 수치가 높을 때 음식을 섭취하면 인슐린 효율성이 저하될 수 있으므로 멜라토닌 수치가 올라가기 전에 저녁 식사를 마치면 수면의 질을 높일 수 있다. 저녁을 일찍 먹는 간단한 습관 변화만으로도 멜라토닌이 최상의 작용을 하게 할 수 있는 것이다.

많은 일주기성 리듬 전문가들은 대부분의 음식을 햇빛이 있는 시간에 섭취하라고 강력히 권고한다. 이렇게 하면 인슐린 민감도가 높은 상태에서 보다 균형 잡힌 포도당 대사가 이루어지고, 하루 중 적절한 순간에 멜라토닌이 빛을 발할 수 있다.

일주기성 리듬에 대해 전혀 들은 적이 없다면 내가 제시한 것들이 부담스럽게 느껴질 수도 있을 것이다. 조금만 버텨라. 일주기성 주기를 중심으로 라이프스타일을 구축하는 기술이 존재한다. 이 장의 마지막에 위에 나열한 전략을 쉽게 적용할 수 있는 단계들을 제시할 것이다.

갱년기 리셋, 봄을 되찾다!

✦✦ 강력 추천하는 수면 도구들

수면과 관련해서 사람들은 빠른 해결책을 원한다. 하지만 빠른 해결책이 건강에 지속적으로 긍정적인 영향을 주는 일은 드물다. 일주기성 리듬에 관해서라면 특히 더 그렇다. 매일의 지속적인 수면을 위해서는 라이프스타일을 구축해야 한다. 먼저 기본적인 도구를 제시하는 것도 그런 이유에서다. 하루 일과를 일주기성 리듬에 맞추면 생리적 필요를 충족시키는 두 가지 핵심 수면 도구들을 추가할 준비가 된 것이다.

● 원초적 설계를 따르는 생활 습관

우리 몸은 당신이 설계에 맞추어 움직여주기만 한다면 건강한 흐름을 따르게 되어 있다. 단식, 몸에 좋은 식품 섭취, 마이크로바이옴 리셋, 독성 부하 감소, 쫓기는 여성의 라이프스타일 개선과 같은 것들의 핵심에는 당신과 몸의 원초적 설계를 다시 연결시키는 특별한 길이 있다.

인류는 현대 사회와 진화적으로 불일치하는 역사적 순간에 있다. 넘쳐나는 먹거리, 지나친 청색광 노출, 분주한 생활, 끊임없는 독성 물질의 유입은 우리를 건강 궤도에서 이탈시킨다.

이런 진화적 부조화는 특히 갱년기 여성에게 큰 피해를 주고 있다. 호르몬이 감소하고 있는 와중에, 증가하고 있는 현대 사회의 스트레스 요인들까지 감당해야 하기 때문이다.

신체적, 정서적, 화학적 스트레스 요인의 지속적인 유입으로 인해 당신은 원초적 설계에서 벗어나고 갱년기의 신체는 밤에 휴식을 취하기가 어려워진다. 지금의 세상에서 대부분의 여성은 이미 스트레스가 최고조에 달한 상태에서 갱년기에 접어들어 스트레스로 가득 찬 삶을 산다. 이런 쫓기는 현대인의 라이프스타일은 수면에 큰 영향을 미친다. 수면을 궤도로 되돌리려면 원시 조상들의 습관 중 일부를 따르는 것이 좋다. 위에서 언급한 빛, 음식, 움직임의 전략이 그 과정의 시작이다.

먼저 원시인의 수면 습관이 어땠을지 생각해 보자. 우선, 원시 시대의 여성들은 낮과 밤이라는 빛의 리듬에 맞추는 것 외에 다른 선택지가 없었다. 이 여성들이 취한 수면 단계 중에 배워야 할 중요한 두 가지가 있다. 그들은 차갑고 딱딱한 바닥에서 무거운 동물 가죽을 담요처럼 덮고 잤다는 점이다.

이것이 중요한 이유는 우리 몸은 심부 체온이 떨어지면 잠이 들도록 설계되어 있고, 신경계는 약간의 무게가 가해질 때 진정되도록 만들어져 있기 때문이다. 이상하게 들리겠지만, 우리 몸

갱년기 리셋, 봄을 되찾자!

은 추위에도 잘 자도록 설계되어 있다. 이것은 밤 내내 열감을 느끼는 갱년기 여성에게 특히 중요하다. 현대의 과학은 심부 온도가 5도 떨어졌을 때 뇌가 잠잘 시간이라는 신호를 보낸다는 것을 입증하고 있다. 이를 달성할 수 있는 방법이 몇 가지 있다.

첫째, 밤에 에어컨을 켜거나 창문을 열어 차가운 밤공기가 실내로 들어오도록 한다. 이는 밤에 열감을 경험하는 갱년기 여성에게 큰 도움이 될 수 있다. 여름철이거나 에어컨을 사용할 수 없고 온도가 지속적으로 높은 환경에 산다면 쿨링 매트리스를 적극 추천한다. 이것은 밤에 열을 식혀주는 매트리스 커버다. 원하는 온도를 설정할 수 있다.

결국 갱년기 여성의 야간 체온 조절에서 가장 중요한 부분은 체온을 차가운 쪽으로 유지하는 것이다. 적절한 수면 전략을 모두 실천하고 잠자리에 들었는데도 뒤척이게 되는 날이 있다. 이때 결정적인 차이를 만드는 것이 체온이다. 쿨링 매트리스의 조절기에 손을 뻗어 온도를 몇 도 낮추는 것만으로 바로 잠이 드는 경우가 많다. 내게는 정말 기적 같은 일이었다. 추위를 싫어하는 사람들에게는 끔찍하게 들릴 수도 있지만 심부 체온을 조금 낮추는 작은 변화는 수면에 마법과 같은 작용을 한다.

둘째, 원시 조상들의 수면 방식을 모방한 또 다른 수면 도구는 무게가 나가는 이불이다. 이 이야기를 처음 들었을 때는 끔찍하다고 생각했다. 잠잘 때 몸 위에 무거운 것을 덮어야 잠이 잘 온다는 주장을 도무지 이해할 수 없었다. 하지만 연구를 시작하고 우리 몸의 원초적인 설계 원리를 살펴보니 이불의 무게가 긍정적인 도화선이 될 수 있다는 것을 깨달았다. 심부 체온이 조금만 내려가도 수면을 활성화하는 것처럼, 몸 위에 약간의 무게가 얹혀도 같은 작용을 하는 것으로 드러났다.

차가운 매트리스, 약간 무거운 이불…… 이제 당신은 원시인처럼 자는 것이다. 무거운 이불을 사용할 때는 자신에게 가장 적합한 무게를 찾는 것이 비결이다. 나 역시 나에게 맞는 무게의 이불을 찾기까지 몇 번의 시도가 필요했다. 내게 가장 잘 맞았던 제품은 내 웹사이트에서 찾을 수 있다.

● 좋은 보충제

일주기성 리듬이 제 궤도를 찾고 원초적인 필요까지 충족되었다면, 이제 수면에 도움이 되는 몇 가지 놀라운 보충제를 탐구할 차례다. 보충제는 건강한 라이프스타일을 구축할 때 필요한 좋은 조력자라는 것을 기억해야 한다.

많은 사람들이 보충제가 당면한 건강상의 문제를 해결해 줄

갱년기 리셋, 봄을 되찾다!

것이라 기대한다. 하지만 모든 사람에게 효과가 있는 만능 수면 보충제는 없다고 단언할 수 있다. 또한 보충제는 기초 단계들이 자리를 잡고 있을 때 훨씬 좋은 효과를 낸다. 수면에 관해서라면, 야간의 숙면에 도움을 주는 보충제는 신경계 이완제와 필수 영양소 보충제 두 가지 범주로 나뉜다.

신경계 이완제

투쟁-도피 상태에서는 잠을 잘 수 없다. 어떤 방법도 소용없을 것이다. 호랑이가 쫓아온다고 생각하는 중이라면 잠을 자는 것은 생존에 유리한 일일 수 없다. 몸은 교감 신경계를 활성화하고 뇌에게 빨리 도망쳐야 할 때라고 말할 것이다. 잠을 자야 할 시간에 이런 메시지가 뇌에 전달되는 것은 당신이 원하는 상황이 아니다.

나는 코로나19 팬데믹 첫해에 이것을 상기했다. 스트레스가 많은 하루를 보낸 나는 집에 돌아와 남편과 그 당시 세상에서 일어나고 있던 모든 스트레스 요인에 대해 깊은 대화를 나누곤 했다. 이런 대화는 나를 흥분시키고 화가 나게 만들었다. 나는 잠자리에 들어도 이런 생각들을 떨쳐 낼 수 없었다.

그래서 나는 남편과 저녁 8시 이후로는 스트레스가 많은 대화를 하지 않기로 약속했다. 이 시간은 신경계가 긴장을 풀기 시작해야 한다. 이 한 가지 변화로 스트레스가 많은 시기에도 마법을 부린 듯 야간에 휴식을 취할 수 있게 되었다.

종종 스트레스 요인들이 끊임없이 등장하는 때가 있다. 그럴 때면 우리의 신경계는 투쟁-도피 모드에서 벗어날 기회를 얻지 못한다. 이런 경우에는 도움을 청해야 한다. 곤두선 신경계를 진정시키고자 할 때 내가 도움을 청하는 세 가지 보충제가 있다.

가장 먼저 추천하는 것은 고품질의 CBD 보충제*다. 우리 몸에는 신경계와 면역계의 균형을 유지하는 체내 엔도칸나비노이드Endocannabinoid 시스템이 있다. 이 시스템이 손상되면 투쟁-도피모드에서 빠져나오는 것은 거의 불가능하다. 대부분의 사람들이 스트레스를 많이 받는 세상에 살고 있다 보니 CBD 보충제가 엄청나게 유행하고 있다. 그럴 만한 이유가 있다! 잠자리에 들기 몇 시간 전에 좋은 CBD 보충제를 복용하면 스트레스 상태에서 벗어나 보다 이완된 상태로 전환하는 데 도움이 된다.

자신에게 맞는 CBD 보충제는 어떻게 찾아야 할까? 완벽한 CBD 보충제는 분명 개인에 따라 다르다. 즉, 자신의 몸이 가장

** CBD 보충제: CBD는 칸나비디올(Cannabidiol)의 약자로 대마 식물에서 추출한 화합물이 들어간 보충제다. 한국에서는 현재 불법이다.

잘 반응하는 것이 무엇인지 알아내기 위한 실험이 필요하다. 알아두면 좋은 일반적인 지침은 뇌에 여러 유형의 CBD 수용체가 있다는 것이다. 순수 CBD여야만 가장 잘 반응하는 수용체가 있는가 하면, 소량의 THC**가 혼합되어 있을 때 활성화가 잘되는 수용체도 있다. 최근 몇 년 동안 대마초의 세계는 매우 정교해졌다. 순수한 대마초를 이용하던 시대는 갔다.

두 번째로 밤에 이용하는 보조제는 카바^{kava}다. 카바는 긴장을 풀어주는 식물성 약재다. 수 세기 동안 태평양 섬 주민들이 사용해 온 카바는 부교감 신경계를 활성화한다. 부교감 신경계는 우리를 진정시키는 신경계의 영역이다. 우리가 잠을 설치는 것은 신경계의 이 영역을 충분히 이용하지 못해서인 경우가 많다. 근육과 마찬가지로 사용하는 훈련을 하지 않으면 부교감 신경계도 약해진다. 이렇게 되면 끊임없이 투쟁-도피 상태가 이어졌던 날에는 기어를 전환하기가 어렵다.

이때 카바가 구조대의 역할을 하며 부교감 신경계에 큰 도움을 줄 수 있다. 카바 차 한 잔이나 카바 팅크^{Tincture}(알코올에 혼합해 약제로 쓰는 물질) 한 방울은 휴식-소화 신경계를 활성화한다. 저녁

***THC: 테트라하이드로카나비놀(Tetrahydrocannabinol)의 약어. 중독성 화학 물질로 대마초의 환각 효과를 내는 주성분이다.

식사 후에 도움을 받으면 좋은 도구다. 하루 중 그 순간에 부교감 신경계를 활성화하는 것은 음식을 소화하는 데 도움이 될 뿐만 아니라 당신을 보다 이완된 상태로 만들어준다.

내가 지속적인 유용성을 발견한 마지막 신경계 이완제는 인산화 세린Phosphorylated Serine이라는 작은 지방산이다. 이 독특한 영양소는 신체의 코르티솔 생성을 50~70퍼센트 낮추는 것으로 알려져 있다. 나는 새벽 2시에 깨어 이런저런 생각에 잠들지 못할 때 이 영양소를 이용한다. 그런 때에 소량을 복용하면 코르티솔 수치를 낮추고 불안한 뇌를 진정시키면서 다시 잠드는 데 도움을 준다. 쫓기는 여성의 라이프스타일이 최고조에 달했을 때면 나는 항상 이 지방산을 가지고 다닌다. 늦은 오후가 되어도 그 날의 스트레스가 여전히 풀리지 않는 경우 이 제품을 사용한다. 긴장이 충분히 풀리지 않아 잠이 오지 않는 밤 9시에도 복용한다. 내 경우 이 보충제는 투쟁-도피 모드에서 즉시 벗어나 수면 모드로 되돌리는 스위치를 작동시키는 느낌을 준다.

필수 미량 영양소

수면을 위한 이 모든 묘책이 효과가 없다면 몸에 결핍된 영양소가 있는지 살펴봐야 할 때다. 갱년기 여성의 수면에 영향을 미치는

갱년기 리셋, 봄을 되찾다!

가장 흔한 두 가지 영양소는 마그네슘과 멜라토닌이다.

마그네슘은 많은 호르몬을 만드는 데 필요한 핵심 미네랄이지만 그중에서도 가장 중요한 것은 프로게스테론이다. 성호르몬 중 프로게스테론은 수면에 도움을 준다. 갱년기를 거치면서 프로게스테론이 감소하면 불면증이 생길 수 있다. 갱년기 게임의 핵심은 나이에 맞는 성호르몬을 가능한 한 최고 수준으로 유지하는 것이다. 프로게스테론의 생산을 최대화고자 한다면 마그네슘을 추가하는 것이 옳다는 의미다.

마그네슘에는 여러 가지 유형이 있다. 프로게스테론 생성을 지원할 뿐만 아니라 신체의 여러 조직을 진정시키는 강력한 영양소이기 때문이다. 예를 들어, 구연산 마그네슘은 장을 이완시켜 변비에 좋은 보충제다. 트레온산 마그네슘은 불안한 순간에 뇌를 진정시킨다. 수면에 관해서라면 나는 다양한 종류의 마그네슘이 완벽하게 혼합된 것을 추천한다. 자신에게 효과가 있는 마그네슘을 찾기 위해 몇 가지 다른 유형을 시도해 보아야 할 수도 있다.

우리가 소비하는 식품 대부분이 미네랄이 고갈된 토양에서 자라기 때문에 대다수의 사람들이 마그네슘이 결핍된 상태로 지낸다. 잠자리에 들기 직전에 마그네슘 보충제를 복용하고 수면에 큰 도움을 받았다는 갱년기 여성의 수는 헤아릴 수 없이 많다. 30일 동안 복용하면서 차이가 있는지 확인하라. 마그네슘을 섭취하면 더 깊고 이완된 수면이 가능한 느낌이라고 보고하는 사람들도 많다.

아이러니하게도 내가 최후의 수단으로 추천하는 수면 보충제는 멜라토닌이다. 멜라토닌이 강력한 요소인 만큼, 몸이 스스로 멜라토닌을 생성할 수 있도록 가능한 모든 일을 해야 하기 때문이다. 그런데 외부에서 멜라토닌을 보충하면 신체는 자연적인 생성 속도를 늦출 수 있다.

수면 게임의 목적은 그것이 없다면 결코 잠을 잘 수 없는 완벽한 보충제를 찾는 것이 아니다. 우리 스스로의 몸이 자연스럽게 잠들고 수면 상태를 유지할 수 있도록 할 수 있는 모든 일을 하는 것이다. 우리 몸은 시스템으로 들어오는 호르몬의 외부 원천이 있다는 것을 알면 직접 호르몬을 생산하는 일을 멈출 수도 있다. 많은 여성이 갑상샘 약을 복용하면서 이런 경험을 한다. 일단 합성 갑상샘 호르몬을 복용하면 끊을 수가 없다. 자연적인 갑상샘 호르몬 생산이 느려지기 때문이다. 내가 멜라토닌을 마지막으로 추천하는 것은 이런 이유 때문이다. 멜라토닌을 만들기 위한 내부 자원이 완전히 고갈되었는지 확인해야 한다.

그렇긴 해도 정말 멜라토닌이 부족하다면 멜라토닌 결핍의 근본 원인을 파악하는 동안 보충제를 복용함으로써 수면에 도움을 줄 수 있다. 멜라토닌 결핍 여부를 알 수 있는 가장 좋은 검사는 이 책에서 여러 번 언급했던 DUTCH 호르몬 검사다.

DUTCH 검사는 의심할 여지없이 내가 가장 선호하는 검사고 그 이유 중 하나가 바로 멜라토닌 수치를 알 수 있기 때문이다. 멜라토닌 보충제는 멜라토닌이 부족한 갱년기 여성에게 기적의 수면 치료제가 될 수 있다.

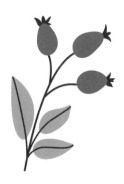

✦✦ 수면 라이프스타일 구축하기

내가 제시한, 힘들이지 않고 구축할 수 있는 수면 라이프스타일이 당신에게 도움이 되기를 바란다. 갱년기가 시작되면 수면의 판도가 바뀐다. 이 기간에는 잠을 자기 위해 약을 상용하게 되는 경우가 흔하다. 나 역시 수없는 불면의 밤을 보내면서 약이든 건강 보조제든 나를 잠들게 해줄 완벽한 것을 찾고 싶어 했다.

밤이면 뇌의 전원을 끄고 몸을 이완시키는 것이 유일한 소망이 된다. 아주 사소한 일처럼 보이지만 갱년기 여성에게는 그렇지 않다. 갱년기에는 수면에 대한 보다 완벽한 그림이 필요하다.

조금만 버텨라. 이 책에서 나는 숙면을 위한 여러 가지 방법을 설명했다. 마음을 편하게 갖고 그 방법을 실천해 보라. 그리고 자신에게 가장 잘 맞는 해법을 찾아라. 그 방법의 효과가 지속되지 않더라도 실망하지 말라. 이후에 도움이 될 수도 있다.

다음은 수면 라이프스타일 구축을 시작하는 몇 가지 방법이다. 약속하건대 시간과 실천력, 호기심 어린 태도가 있다면 다시 숙면을 취할 수 있을 것이다!

갱년기 리셋, 봄을 되찾다!

수면 라이프스타일 구축 단계

- 해가 뜰 때 일어난다.

- 커피 마시는 시간을 두 시간 미룬다.

- 명상을 먼저 하고 이메일은 이후에 확인한다.

- 가능하면 운동 시간을 아침으로 옮긴다.

- 스트레스가 많은 활동은 일과의 앞쪽에 배치한다.

- 한낮의 햇빛을 받기 위해 20분간 산책한다.

- 오후에 스트레스를 받았을 때는 5분간 짧은 산책을 한다.

- 인슐린 민감성을 극대화하기 위해 저녁 식사를 일찍 마친다.

- 눈이 석양의 붉은 색조를 인식하도록 한다.

- 어두워진 후에는 청색광 차단 안경을 쓴다.

- 심부 체온을 5도 낮춘다.

- 무거운 이불을 덮는다.

- 효과가 있는 수면 보조제를 이용한다.

- 코르티솔 진정에 도움이 되는 인산화 세린을 복용한다.

- 마그네슘 보충제를 복용한다.

- 멜라토닌 결핍 여부를 검사한 다음 결과에 따라 적절한 보충제를 복용한다.

감사의 말

40대 초반 잠을 못 이루던 어느 날 밤이 기억난다. 나는 이렇게 생각했다. '여자들은 이런 미친 듯한 갱년기를 몇 년 동안이나 어떻게 견디는 거지? 분명 해결할 방법이 있을 거야.' 이런 고통은 내 것이 아니며 극복할 수 있는 방법을 찾으리라 마음 먹었다. 그런 결정을 하자마자 답이 나타났다.

정말 놀라운 사람들이 갱년기의 길에서 나를 이끌어 주었다. 첫 번째는 내 인생의 가장 훌륭한 멘토인 다니엘 폼파 박사로 그는 어떻게 생각해야 하는지를 가르쳐 주었다. 지난 5년 동안 나는 이 뛰어난 분으로부터 건강에 대해 배울 수 있는 축복을 누렸다. 폼파 박사와 나는 인체의 지능에 대한 깊은 존중의 마음을 공유하고 있다. 그의 가르침은 항상 증상을 넘어 애초에 그 증상이 왜 발생했는지 근본 원인을 찾아야 한다는 것을 보여주었

갱년기 리셋, 봄을 되찾다!

다. 채워지지 않는 갈증을 가지고 무엇이 인체의 치유를 방해하는지, 어떻게 하면 우리 몸의 지능을 활용해 치유 과정을 가속할 수 있는지 이해하려 노력하는 폼파 박사께 감사드린다.

이 여정에서 두 번째로 등장한 사람은 안드레아 시버트Andrea Siebert였다. 갱년기 뇌가 나를 불안과 두려움으로 채울 때, 시버트는 믿음과 신뢰의 말로 나를 위로했다. 건강의 퍼즐을 맞추기 위해 분투하고 있을 때는 사고의 균형을 찾아 주고 자기애의 치유력을 일깨워 주었다. 그녀의 우정과 지혜가 아니었다면 갱년기를 어떻게 견뎌냈을지 모를 노릇이다.

그리고 좋은 친구이자 동료인 제시카 시벤하르Jessica Siebenharr가 있다. 칼 잼Cal Jam 무대에서 폼파 박사의 강연을 처음 들은 순간부터 우리 둘은 세상을 해독하는 것이 우리의 소명이라는 것을 깨달았다. 그녀는 놀라운 능력으로 내 무모한 아이디어를 지역 사회에서 가장 좋은 효과를 낼 수 있는 시스템으로 일궈냈다. 환자들은 종종 내게 어떻게 한 번에 그렇게 많은 일을 해낼 수 있는지 묻곤 한다. 그 답이 바로 시벤하르다. 그녀가 없었다면 나는 지금처럼 많은 사람들을 도울 수 없었을 것이다.

나는 항상 사람들에게 현실로 만들고 싶은 큰 꿈이 있다면 마인드셋 코치가 필요하다고 말한다. 지난 몇 년 동안 케이티 피브

렐Katie Peuvrelle은 나의 훌륭한 마인드셋 코치였다. 마음은 당신이 가진 최고의 자산이 될 수도, 최악의 적이 될 수도 있다. 마음을 훈련하는 것은 당신을 궤도에서 벗어나지 않게 하는 열쇠이기도 하다. 피브렐은 내가 부정적이고 잘못된 생각을 하지 않도록 도와주고, 꿈꿔왔던 삶을 만들 수 있는 새로운 사고방식을 제시해 주었다. 확신을 가지지 못할 때 그녀는 내가 다음 단계를 볼 수 있게 도움으로써 앞으로 계속 나아갈 수 있게 해주었다.

우리 팀원들에게도 감사의 마음을 전하고 싶다. 나는 세상을 바꾸고자 하는 진심을 지닌 멋진 사람들과 일하고 있다. 다나Dana, 카디널 Cardinal, 엘리자Eliza, 케이티 Catie 박사, 케이틀린Ketelynn, 레이첼Rachel, 데비Debbie, 펠린Pelin에게 여러분과 함께 건강을 위해 일하는 것이 정말 즐겁다고 말하고 싶다.

가장 친한 친구이자 남편인 세쿼이아와 결혼한 것은 정말 감사한 일이다. 그는 바위처럼 든든한 사람이다. 나는 대부분의 생각과 감정을 말로 표현하는 사람인데 세쿼이아만큼 내 말에 귀 기울여 주는 사람은 없을 것이다. 그는 인내심이 많고 친절하며 항상 내 편이 되어준다. 내가 가장 힘들었을 때 그는 나를 일으켜 세워주고 응원해 주었다. 나조차 자신을 믿지 못했을 때 그는 나를 믿어주었다. 이 멋진 남자와 두 아이를 키우고 여러 사업을 운영할 수 있는 것에 정말 감사하다.

마지막으로 독자 여러분께 감사를 전하고 싶다. 이 책을 쓰게 된 것은 소셜미디어에서 가르치는 원칙들을 갱년기의 경험에 어떻게 적용하는지 묻는 분들이 많았기 때문이다. 용기를 내어 건강에 대한 또 다른 해답을 찾아 나선 여러분께 감사드린다. 나는 매주 수천 명의 사람들로부터 소식을 듣고 있다. 많은 분들이 자신의 증상을 약물이 아닌 다른 방법으로 극복하길 원하며 이를 위해 노력한다.

여러분은 당신 내부에 스스로를 치유할 수 있는 지혜가 있다는 것을 알고 있다. 다만 그 지혜를 활용하는 방법을 확실히 알지 못할 뿐이다. 약이나 수술에 의존하는 대신 "자신을 돕기 위해 내가 할 수 있는 일은 무엇일까?"라고 자문하는 여러분께 갈채를 보낸다. 이것이야말로 여러분이 스스로에게 꼭 던져야 하는 질문이다.

이 책이 여러분께 희망을 주고 여러분이 자신의 몸이 얼마나 강력한 힘을 가지고 있는지 발견하는 데 도움이 되기를 진심으로 바란다.

- 민디 펠츠 드림

감사의 말

1. Ho, Kian Y. et al. "Fasting Enhances Growth Hormone Secretion and Amplifies the Complex Rhythms of Growth Hormone Secretion in Man." The American Society for Clinical Investigation, Inc. April 1988 vol 81, 968-975

2. Mihaylova, Maria M. et al. "Fasting Activates Fatty Acid Oxidation to Enhance Intestinal Stem Cell Function during Homeostasis and Aging." Cell Stem Cell; (2018) vol. 22,5: 769-778. e4.

3. Rangan, P. et al. (2019) "Fasting-Mimicking Diet Modulates Microbiota and Promotes Intestinal Regeneration to Reduce Inflammatory Bowel Disease Pathology."Cell Reports. 3 March 2019. Vol 26, 10.

4. Adawi, Mohammad et al. "Ramadan Fasting Exerts Immunomodulatory Effects: Insights from a Systematic Review." Frontiers in Immunology; 27 November 2017 vol. 8: 1144.

5. Patterson, Ruth E. et al. "Intermittent Fasting and Human Metabolic Health." Journal of the Academy of Nutrition and Dietetics; (2015) vol. 115,8: 1203-12.

6. Bahijri, Suhard M. et al. "Effect of Ramadan Fasting in Saudi Arabia on Serum Bone Profile and Immunoglobulins." Therapeutic Advances in Endocrinology and Metabolism; (2015) vol. 6,5: 223-32.

7. Looker, Claire et al. "Influenza Vaccine Response in Adults Exposed to Perfluorooctanoate and Perfluorooctanesulfonate." Toxicological Sciences: An Official Journal of the Society of Toxicology; (2014) vol.138,1: 76-88.

8. "Immunotoxicity Associated with Exposure to Perfluorooctanoic Acid (PFOA) or Perfluorooctane Sulfonate (PFOS)." National Institute of Environmental Health Sciences, U.S. Department of Health and Human Services. September 2016.

9. Desai, Maunil K., and Roberta Diaz Brinton. "Autoimmune Disease in Women: Endocrine Transition and Risk Across the Lifespan." Frontiers in Endocrinology; 29 April 2019 vol. 10, 265.

10. Darbre, Philippa D., "The history of endocrine-disrupting chemicals, Current Opinion in Endocrine and Metabolic Research, Volume 7," 2019

11. Wunsch, Alexander, and Karsten Matuschka. "A Controlled Trial to Determine the Efficacy of Red and Near-Infrared Light Treatment in Patient Satisfaction, Reduction of Fine Lines, Wrinkles, Skin Roughness, and Intradermal Collagen

갱년기 리셋, 봄을 되찾다!

Density Increase." Photomedicine and Laser Surgery; (2014) vol. 32,2: 93-100.

12. Höfling, Danilo B. et al. "Low-Level Laser in the Treatment of Patients with Hypothyroidism Induced by Chronic Autoimmune Thyroiditis: A Randomized, Placebo-Controlled Clinical Trial." Lasers in Medical Science; (2013) vol. 28,3: 743-53.

13. B. A. Russell, N. Kellett & L. R. Reilly "A Study to Determine the Efficacy of Combination LED Light Therapy (633 nm and 830nm) in Facial Skin Rejuvenation." Journal of Cosmetic and Laser Therapy (2005) vol. 7:3-4: 196-200.

14. Sircus, Mark Ac., OMD "Detoxification Through the Skin." International Medical Veritas Association. 6 March 2005.15. Kawada, Shigeo et al.

15. "Increased Oxygen Tension Attenuates Acute Ultraviolet-B-Induced Skin Angiogenesis and Wrinkle Formation." American Journal of Physiology. Regulatory, Integrative and Comparative Physiology; (2010) vol. 299,2: R694-701.

16. Novak, Sanja et al. "Anti-Inflammatory Effects of Hyperbaric Oxygenation During DSS-Induced Colitis in BALB/c Mice Include Changes in Gene Expression of HIF-1α, Proinflammatory Cytokines, and Antioxidative Enzymes." Mediators of Inflammation; (2016) vol. 2016: 7141430.

17. Ehnert, Sabrina et al. "Translational Insights into Extremely Low Frequency Pulsed Electromagnetic Fields (ELF-PEMFs) for Bone Regeneration After Trauma and Orthopedic Surgery." Journal of Clinical Medicine; 29 April 2019 vol. 8, no. 12: 2028.

18. Weber-Rajek, Magdalena et al. "Whole-Body Vibration Exercise in Postmenopausal Osteoporosis." Przeglad menopauzalny = Menopause Review; (2015) vol. 14,1: 41-7.

19. Lelic, Dina et al. "Manipulation of Dysfunctional Spinal Joints Affects Sensorimotor Integration in the Prefrontal Cortex: A Brain Source Localization Study." Neural Plasticity; (2016) vol. 2016: 3704964. The The Menopause Reset by Dr. Mindy Pelz

갱년기 리셋, 봄을 되찾다

1판 1쇄 발행 2024년 7월 19일
1판 2쇄 발행 2024년 8월 27일

지은이 민디 펠츠 | 옮긴이 이영래
펴낸이 이수정 | 펴낸곳 북드림
교정교열 신정진, 홍대욱 | 도움 최선미

등록 제2020-000127호

주소 서울시 경기도 남양주시 다산순환로20 C동 4층 49호
전화 02-463-6613 | 팩스 070-5110-1274
도서 문의 및 출간 제안 suzie30@hanmail.net

ISBN 979-11-91509-50-2 (03510)